广东省中医院心脏中心

广东省中医院心脏中心是国家中医药管理局首批重点学科建设单位之一。心脏中心一直以运用中西医结合的方法为患者提供最佳的诊治方案为使命，以推进中西医学有机结合，实现传统医学与现代西医共辉煌为目标，引进最先进的诊治技术，发挥中西医结合优势，开展心脏病防治和科研工作。

心脏中心日益壮大，汇集了中西医内外科精英的心血和智慧，他们临床技术精湛，主攻病种包括冠心病、心力衰竭、心律失常、高血压、先心病、风湿性心脏病等；开通急性心肌梗死的绿色救治通道，开展中药与西药结合治疗，成熟的冠脉介入及搭桥术、射频消融术、瓣膜置换术、房间隔缺损封堵术等技术，采用特色的针灸、腹针、沐足治疗康复手段，形成了从抢救到治疗再到康复的综合解决方案。学科带头人吴焕林领军团队担任科技部"973"计划项目课题、国家"十五"、"十一五"科技支撑计划项目课题及其他各级科研课题多项，主编、参编专著4部，获行业各级奖项8项。其中毫针针刺太冲穴降压成果被收入新版《中华人民共和国穴典》，专著《心脾相关论与心血管疾病》荣获"中华中医药学会科学技术著作奖"。中心心系社会责任，肩挑救心行动，成功救治了1000名贫困家庭先心病儿童，远赴新疆喀什地区为贫困家庭先心病儿童进行筛查救治，免费为33名儿童成功进行手术。

冠心病

Prevention and Treatment of CHD

防治调养一本通

丛书主编　吕玉波

副 主 编　陈达灿　翟理祥　邹　旭　张忠德
　　　　　杨志敏　胡延滨

本册主编　吴焕林

副 主 编　徐丹苹　罗文杰

羊城晚报出版社

·广 州·

图书在版编目（CIP）数据

冠心病防治调养一本通 / 吴焕林主编. —广州：羊城晚报出版社，2014.4（2017.8重印）

（健康有道丛书 / 吕主波主编）

ISBN 978-7-80651-967-7

Ⅰ．①冠… Ⅱ．①吴… Ⅲ．①冠心病—中西医结合—防治 Ⅳ．①R541.1

中国版本图书馆CIP数据核字（2013）第297825号

冠心病防治调养一本通

Guanxinbing Fangzhi Tiaoyang Yibentong

策 划	方 敏
特邀编辑	一 夫
责任编辑	方 敏
责任校对	胡艺超 雷小留
责任技编	张广生
手绘插图	刘翠婷
图片提供	刘 枫 谭 江 陈君喜 许新舟
装帧设计	友间文化
出版发行	羊城晚报出版社

（广州市天河区黄埔大道中309号羊城创意产业园3-13B　邮编：510665）

发行部电话：（020）87133824

出 版 人	吴 江
经 销	广东新华发行集团股份有限公司
印 刷	佛山市浩文彩色印刷有限公司

（佛山市南海区狮山科技工业园A区）

规 格	787毫米×1092毫米　1/16　印张14.5　字数200千
版 次	2014年4月第1版　2017年8月第2次印刷
书 号	ISBN 978-7-80651-967-7
定 价	32.00元

序

现在您翻开的这本书，是广东省中医院与羊城晚报出版社精心合作推出的《健康有道丛书》系列之一。

随着社会的发展、生活方式的改变及人口老龄化加快，慢性病已经成为全人类健康的最大威胁。正如老百姓们常说，健康就是生命的基石，没有好身体的保障，再多金钱、财富、爱情、事业都等于"0"。

中医药学是一个伟大的宝库，其独特的辨证论治、整体观念的理论体系，以及丰富的临床技术为中华民族的繁衍昌盛和人类的文明作出了巨大的贡献。"治未病"理论是中医药保健、防病治病的精髓，认为疾病的防控应重视强身防病、有病早治、已病防变、病愈防复。因此，如何教会人们掌握防病御病之法，进行自我健康管理是其中的一个非常重要的内容。

广东省中医院是一家拥有80年历史的中医院，同时也是全国规模最大、服务病人数量最多、拥有最多重点学科和专科的中医院。长期以来，医院致力于中医药文化的建设与弘扬，并不断拓宽中医药服务的领域，拥有一大批广受群众信赖的名医，很多患者和群众都很希望能够通过多种渠道来获得这些名医介绍的健康知识，科学地进行健康管理。

这套《健康有道丛书》最大的特点，在于它的专业性。它由中医临床医生自己来谈健康，作者分别是广东省中医院各个重点专科的名医，他们拥有深厚的中医理论基础和丰富的临证经验，并多年来从事本专科领域的科学研究。书中所列举的内容，都是他们针对临床中碰到的常见病、多发病、疑难病进行了系统的整理，详尽地从中医预防、保健、康复和治疗等各个方面给出切实可操作的方法和建议。

在大样本临床研究的基础上，他们用生动的事实告诉我们，要想"不生病、少生病、活得更好"，就必须从运动、饮食、睡眠、情志、起居做起。饮食要符合自然规律，运动也要符合自然规律，睡眠、情志等更不能例外。根据自然界季节、节气、时辰与五脏六腑的对应关系进行调控。在人体还处于"未病"阶段，及时发现，及时治疗，促使其向健康转化。人的脏腑功能旺盛了，人的正气就会旺盛，人的抵抗疾病的能力就会旺盛。

希望您在翻阅本书时如同有名医在旁指导健康，如果书中的某些内容能成为您信手拈来的健康门道，将是我们最大的快乐。

是为序。

2014年4月8日

（吕玉波：广东省中医院名誉院长、广东省中医药学会会长）

冠心病可怕也可防

世界卫生组织（WHO）1998年公布的数据表明：

当代人类死亡的原因中，心脑血管疾病占总死亡人口的39.4%，位居第一。

当代人类疾病中，心脑血管疾病的复发率高达87%，位居第一。

当代人类疾病中，心脑血管疾病的致残率高达50%，位居第一。

三个令人心寒的"第一"成就了心脑血管疾病"危害当代人类健康第一杀手"的恶名。据世界卫生组织（WHO）公布的数据显示，全世界每年死于心脑血管疾病者高达1500万之多。全球每2秒钟就有一人死于心脑血管疾病，我国平均每小时有300人死于心脑血管疾病。

作为心脑血管疾病中的一种常见疾病，冠心病的危害性不言自明。20世纪80年代以来，我国冠心病的发病率和死亡率呈逐年上升趋势。从发病的人群而论，它不仅是老年人多发，中青年人发病者也屡见不鲜。

冠心病全称冠状动脉粥样硬化性心脏病，包括无症状性冠心病、心绞痛性冠心病、心肌梗死性冠心病、缺血性心肌病、猝死性冠心病，其中，不稳定型心绞痛、急性心肌梗死及缺血性的心脏性猝死统称急性冠状动脉综合征。另外，冠状动脉的其他病变，如炎症、栓塞、结缔组织病、创伤、先天性畸形、感染等，亦可引起血管阻塞性心脏病，不属于冠心病范畴，但可参考冠心病诊治。

在中医学中，冠心病属"胸痹"、"心痛"、"真心痛"等病范畴，系由脏腑虚损、心态失衡、阴阳失调、气血逆乱使然。从病理变化而言，有痰阻、血瘀、寒凝、气滞等特点，这些均可导致心脏脉络狭窄，血运不畅，瘀血阻滞，痹阻不通，发为本病。

近年来，冠心病占全国死亡人数的10%~20%，占心血管死亡人数的1/3~2/3，严重危害人民群众的身心健康。

冠心病正严重威胁我国人民健康，已是严峻的现实，然而，与此形成强烈反差的是民众的防治知识严重缺乏，存在着许多错误观念和知识误区。比如，许多人知道要防癌，却少有人知道更应防治动脉硬化。世界卫生组织告诫：许多人不是死于疾病，而是死于无知！人们通常认为动脉硬化是老年人的事，年轻人不会得，殊不知这种认识过于片面，全世界的医学研究已经确证：动脉硬化是根植于青少年，发展于中年，发病于中老年的慢性全身性疾病，绝非到老年才"突然发生"……

所以，冠心病的防治应成为生活保健中的一项重要内容。事实上，中医学和西医学对冠心病的防治都有着丰富的经验。为此，多学科、多途径寻找防治办法是十分必要的。

本书即立足于中西医理论，从冠心病的认识、发现及危险因素评估，到冠心病的治疗和生活保健等方面，提供了从预防到治疗的详细方案，在合理饮食、适当运动、心理调节、日常保健、用药指南、家庭急救及护理等方面做了全面的解读，为广大冠心病患者提供切实可行的方案和方法，做到早预防、早治疗，达到科学防治的目的。

第二章　早期自我发现冠心病

■ 第三章　冠心病危险因素评估

第四章 面对冠心病，该如何反应

第五章　养生保健从心开始

第六章　冠心病的家庭保健

第九章　名医在线

冠心病成健康第一杀手

作为常见心脏病的一种，冠心病严重危害着患者的身体健康，对患者的伤害很大。

冠心病开始发作时，往往表现为胸腔中央发生一种压榨性的疼痛，而后会逐渐蔓延至颈、颔、手臂、后背及胃部，常伴有眩晕、气促、出汗、寒战、恶心及昏厥等症状，严重者甚至出现心肌梗死。

冠心病的危害除了可以发生心绞痛和心肌梗死以外，还可以因为心肌缺血导致各种心律失常以及心脏扩大和心力衰竭。最严重的心律失常是心室颤动，临床上表现为突然死亡即猝死。而且，心绞痛、心肌梗死、心律失常、心脏扩大和心力衰竭可以互为因果而同时存在。

值得注意的是，中华医学会心血管病学分会2009年提供的中国内地16省市500万人口的统计显示，冠心病的发病率和死亡率均呈上升趋势，并随年龄的增长而增高。冠心病已经俨然成为危害人们健康的一个重症。

近年来，因冠心病而猝死的名人比比皆是。

2004年5月19日，梁左因突发性心肌梗死而猝死，年仅44岁，这位才华横溢的著名影视剧作家，主笔创作了《我爱我家》、《闲人马大姐》等喜剧作品，被称为娱乐圈内一代英才。

2005年7月2日，以出演毛泽东闻名的特型演员古月因突发心肌

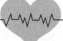

梗死去世，共生前既没肝病，也没心脏病，而在去世前正在浴室洗桑拿，被疑是上了年纪工作过度劳累而导致突发死亡。

2006年12月20日，著名相声演员马季先生突发心肌梗死去世。曾经给亿万观众带来无尽欢笑的一代艺术大师突然辞世，令人感到无比震惊和痛惜。

2007年6月23日，著名相声演员侯耀文在位于昌平沙河的家中突发心脏病。据999急救中心副院长郭肃清介绍，侯耀文为突发心源性猝死。

2008年6月15日，因主演《凌汤圆》、《傻儿师长》、《傻儿军长》等电视剧而深入人心的著名巴蜀笑星刘德一，因心肌梗死在温江人民医院骤然逝世，享年64岁。

2008年10月18日，一代名导谢晋在赴母校参加百年校庆时，突然离世。经过调查，确定其死于心源性猝死。

2008年12月6日，中国人民耳熟能详的日本歌曲《北国之春》的作曲者、日本战后最具代表性的作曲家远藤实因急性心肌梗死在东京去世。

2011年12月17日，金正日在外出视察途中突发急性心肌梗死，并由此引发了心源性休克而死亡，享年69岁。

……

名人的离世对于其所在行业来说，是不可挽回的损失，但是，遗憾的是这种损失在此之前就存在，而在此后也从未停止过。唏嘘叹息之余，我们也对冠心病的危害有了更直观的认识。

第 一 章
我有可能患上冠心病吗

中医学认为，主导人体生理、心理活动的是心。心主血脉，包括主血、主脉。心脏与脉管相连，其中流动的是血液。由于心的独特地位，心与其他脏器有着密切的关系。

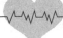

认识自己的"心"

1. "君主"的地位

中医学认为，主导人体生理、心理活动的是心。

关于心的解剖部位，在《内经》、《难经》、《医贯》等中医文献中已有较为明确的记载，心位于胸腔偏左，居肺下膈上，"心居肺管之下，膈膜之上，附着脊之第五椎"（《类经图翼·经络》）。心是隐藏在脊柱之前，胸骨之后的一个重要脏器。心尖搏动在左乳之下。

心脏呈尖圆形，色红，中有孔窍，外有心包络围护，心居其中。中医学对人体心脏的重量、颜色、结构，以及心腔的血容量等均有一定的认识，只是较为粗略而已。"心象尖圆形，如莲蕊……外有赤黄裹脂，一是为心包络。"（《类经图翼·经络》）

脏象学说中的心，在中医文献中有血肉之心和神明之心的区别。血肉之心，即指实质性的心脏；神明之心是指脑接受和反映外界事物，进行意识、思维、情志等精神活动的功能。中医学把精神意识思维活动归属于心，故有神明之心的说法。正如李梴所说："有血肉之心，形如未开莲花，居肺下肝上是也。有神明之心……主宰万事万物，虚灵不昧是也。"

正如《内经》所说："心者君主之官，神明出焉"；"心者，五脏六腑之大主，精神之所舍也"。张介宾诠释得很清楚："心为一身之君主，禀虚灵而涵造化，具一理以应万机，脏腑百骸，惟所命，聪明智慧，莫不由之，故曰神明出焉。"中医所说的"心"，与现代解剖学中的心的概念迥异，它包括主宰血脉运行的"血脉之心"和主宰精神活动的"神明之心"（包括脑的功能）。心在整个人体身心活动中好像"君主"那样起到统率作用，所谓"神明"，是进行心理活动和统率全身生理机能的特殊能力。"故主明则下安"，"主不明则十二官危"。可见，中医心身观的主要特点是由心总统人体的生理和心理（即形和神）功能。

2. 心主血脉

心主血脉，包括主血、主脉。心脏与脉管相连，其中流动的是血液。心脏、脉管、血液就构成了一个相对独立的系统，都为心主。心主血脉的生理功能主要体现在两方面：一方面是心脏搏动行血输送营养物质，供养全身；另一个功能就是生化血液，使血液不断得到补充。

那么，有一些医学常识的人就要疑惑了：明明应该是骨髓生血，怎么是心生血呢？这是因为中医传统理论认为：胃肠吸收水谷精微，再通过脾的升清散精作用上输给心肺，肺吐故纳新后，贯注入心而赤化成血，然后经心脏搏动而周流全身。在这个过程里面，血是从心脏里面出来的，所以就有"心生血"。心功能正常则搏动正常，脉象和缓有力、节律均匀；若心有病变，如心气不足、血液亏虚则出现面色无华、脉象细弱，如血流不畅引起瘀滞则面色灰暗、唇舌青紫、心前区憋闷刺痛、脉结代等。

此外，不得不提的还有心包络。心包络简称"心包"，是心脏外面的包膜，为心脏的外围组织，其上附有脉络，是通行气血的经络，合称心包络。由于心包络是心的外围组织，故有保护心脏、代心受邪的作用。脏象学说认为，心为君主之官，邪不能犯，所以外邪侵袭于心时，首先侵犯心包络，故曰"诸邪之在于心者，皆在于心之包络"（《灵

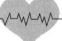

枢·邪客》）。其临床表现，主要是心藏神的功能异常，如在外感热病中，因温热之邪内陷，出现高热神昏、谵语妄言等心神受扰的病态，称之为"热入心包"。由痰浊引起的神志异常，表现为神昏模糊、意识障碍等心神昏乱的病态，称之为"痰浊蒙蔽心包"。实际上，心包受邪所出现的病变与心是一致的，故在辨证和治疗上也大体相同。

3. 心主神明

中医学认为心为君主之官，主神明，为血脉之主，在五行属火，配合其他所有脏腑功能活动，起着主宰生命的作用，所以说"心为五脏六腑之大主"，统管人体的生命活动，并且认为"主明则下安"，"心动则五脏六腑皆摇"。

2010年9月1日，《中国中医报》刊登了北京王府中西医结合医院耿世钊的《心这样主神明》，内含如下观点：

思考时心很累。近年来，现代科学研究发现，人脑组织在加工各种信息的过程中，对血液供应的要求比较高，如果缺乏足够的血液供应，大量的信息在加工过程中就会出现混乱。而对脑组织的供血正是由心脏完成的，在任何时候脑组织都享有优先供血的特权。而且没有任何其他组织、器官可以代替心脏的供血作用。由此，我们会理解到心脏在脑组织思考问题时所承担的力学负荷，而且只要思考在进行，这样的负荷就丝毫不能减少，每一搏都要满足大脑的需求。

脑病根源在心。在心血管疾病的专业著作中已有明确论断：60%以上的脑血管疾病的病因是心脏，虽然病变显示在脑组织，但其根源还在于心脏。如果用"心主神明"来说明这一现象，就能理解为什么心肌缺血的发生概率远远大于脑组织发生问题的概率；一般来讲，从事脑力劳动的人患冠心病的概率远远大于从事体力劳动的人群，而且体力劳动的人在高度精神压力下得冠心病的概率也会明显增加。

心参与了心理状态的管理。 许多事实证明，心脏在思考过程中，在形成各种心理的活动中，都充当着决定性的角色。青年人思维敏捷，善于思考，也勤于思考，是因为心脏射血力强；老年人思维迟钝，也缺少适应能力，显得"固执"，可能是因为心脏的射血力弱的原因，这些都与心脏供血的能力有关。清晨头脑清楚，思维活跃；傍晚思维容易混乱，头脑不清。也是与心脏的劳累程度和休息状态有关。

所以，"心主神明"不但表明了心脏的重要作用是供血，而且还表明了心脏要与不同脏器共同产生人的各种心理、心情，用来确保各个脏器的功能。就这样，在人体内部完成了"精神变物质，物质变精神"的转化。精神、意识、思维虽是大脑对外界事物的反映，但却以心为之主宰，故曰"心藏神"，"心主神明"。

4. 心与其他脏器的关系

由于心的独特地位，心与其他脏器有着密切的关系。

心与脾的关系： "心生血"，脾胃为气血生化之源，脾气旺盛，则气血生化有源，心主之血自能充盈，运行全身以营养各脏腑器官。血液运行于经脉之中，固然赖于心气之推动，然亦必须有脾之统摄作用，以维持其正常的运行。所以心与脾的关系主要反映在血液的生成和运行这两个方面。

心与小肠的关系： 心与小肠通过经脉的络属构成表里关系。心脉属心，下络小肠，小肠之脉属小肠，上络于心，心属里，小肠属表。二者经脉相连，故气血相通。生理情况下两者相互协调，心之气通于小肠，小肠之气亦通于心。

心与肾的关系：心属阳，位居于上，其性属火。肾属阴，位居于下，其性属水。生理情况下，心阳须下降于肾，以资肾阳，共同温煦肾阴；肾阴上济于心，以资心阴，共同滋养心阳，阴阳互相制约，使心阳不亢。心与肾保持这种"水火相济"、"心肾相交"的关系。

心与肝的关系：心主血，肝藏血；心主神志，肝主疏泄，调节精神情志。所以，心与肝的关系，主要是主血和藏血，主神明与调节精神情志之间的相互关系。心主血，心是一身血液运行的枢纽；肝藏血，肝是贮藏和调节血液的重要脏腑。两者相互配合，共同维持血液的运行。所以说"肝藏血，心行之"（王冰注《黄帝内经素问》）。心主神志，肝主疏泄。人的精神、意识和思维活动，虽然主要由心主宰，但与肝的疏泄功能亦密切相关。血液是神志活动的物质基础。心血充足，肝有所藏，则肝之疏泄正常，气机调畅，气血和平，精神愉快。

心与肺的关系：心主行血，肺主气而司呼吸。所以心与肺的关系，实际上是气和血相互依存、相互作用的关系。心主血和肺主气相互关联。肺主气，有促进心行血的作用。肺气正常是血液正常循行的必要条件，反之，正常的血液循环，是维持肺呼吸功能正常的基础，故有"呼出心与肺"之说。连结心之搏动和肺之呼吸两者之间的中心环节，主要是积于胸中的"宗气"。由于宗气具有贯心脉而行气血，定息道而司呼吸的生理功能，从而强调了血液循环与呼吸运动之间在生理上相互联系，在病理上相互影响。

二　西医的"心"

1. 心脏的内部结构是怎样的

　　心脏的内部结构较为复杂，犹如一座两层楼的楼房——上下两层共四个腔，上面有两个心房，下面为两个心室。两心房、两心室之间各有一"隔板"，将之分隔为左、右各一。右侧的称为右心房、右心室；左侧的则称为左心房、左心室；中间的隔板分别叫做房间隔和室间隔。

　　心脏内部的右心房与右心室之间有三个近似三角形的帆状瓣膜，称三尖瓣。左心房与左心室之间有两个淡乳白色半透明帆状瓣膜，称二尖瓣。

　　连接心脏的出口有两根大血管，其中连接右心室的叫做肺动脉，连接左心室的叫主动脉。在右心室与肺动脉之间的三个半月形瓣膜，称肺动脉瓣。在左心室与主动脉之间又有三个半月形瓣膜，称主动脉瓣。这些瓣膜都能非常灵巧地、有规律地、自动地开放与关闭。当心室内的血液冲开主动脉瓣和肺动脉瓣时就流入主动脉和肺动脉里去。当心室舒张时，心室与大动脉之间的瓣膜就关闭。心室舒张及心房收缩使

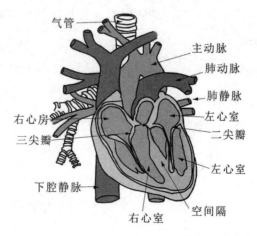

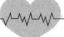

房室之间二尖瓣、三尖瓣开放，这样左右心房里的血液就会畅通无阻地流到左右心室里去，而主动脉、肺动脉里的血液就无法流到心室。从而保证血液始终循一方向流动，而不会发生倒流。

2. 人体的血管网络是怎样构成的

血管是血液流动的管道，分为动脉、静脉和毛细血管三种。动脉起自心脏，不断分支，口径渐渐变细，管壁渐渐变薄，最后分成大量的毛细血管，分布到全身各组织和细胞之间。毛细血管再逐渐汇合成静脉，最后返回心脏。动脉和静脉是输送血液的管道，而毛细血管则是血液与组织进行物质交换的场所。

心血管系统是一个"密闭"的管道系统，心脏是泵血的肌性动力器官，而运输血液的管道系统就是血管系统。它布散全身，无处不至，负责将心脏搏出的血液输送到全身的各个组织器官，以满足机体活动所需的各种营养物质，并且将代谢终产物（或废物）运回心脏，通过肺、肾等器官排出体外。

血管系统按其流过的血液是新鲜的还是用过的，是离开还是返回心脏的特性而分为动脉和静脉。输送新鲜血液离开心脏的血管叫动脉，动脉内血液压力较高，流速较快，因而动脉管壁较厚，富有弹性和收缩性等特点。根据动脉结构和功能的特点，将其分为弹性动脉、肌性动脉和小动脉；输送用过了的血液回到心脏的血管叫静脉。与同级的动脉相比，管壁较薄，而管腔较大，数目也较多，四肢和肋间静脉还含有静脉瓣，这些形态结构的特点都是与静脉压较低、血流缓慢等机能特点相适应的。体动脉血中因含氧较多，故颜色鲜红；体静脉血中因含有较多的二氧化碳，所以颜色暗红。

小循环与上述的大循环相反，肺动脉中却含静脉血，而肺静脉中却含带氧丰富的动脉血。在动静脉之间有一种极细的血管，称为毛细血管。其管径很细，管壁薄，通透性高，血压低，血流缓慢，彼此联结成网，是血液和组织进行物质交换的场所。

一个成人的毛细血管总数在300亿根以上，长约11万千米，足可绕地球2.7圈。可见，人体的血管系统是多么庞大，包含着所有的动脉、静脉和毛细血管。

3. 心脏如何将血液输送到全身各处

心血管系统是一个封闭的管道系统，由心脏和血管所组成。心脏是动力器官，血管是运输血液的管道。通过心脏有节律性的收缩与舒张，推动血液在血管中按照一定的方向不停地循环流动，称为血液循环。

血液循环根据其循环路径不同可分为体循环和肺循环两种。

体循环：是由左心室收缩，血液（动脉血）注入主动脉；然后沿着升主动脉、主动脉弓和降主动脉各级分支到达身体各部的毛细血管。因毛细血管壁非常薄，通透性强，血液流动速度缓慢，便可与周围的组织、细胞进行物质交换，血流中的营养物和氧气被组织和细胞吸收，而组织、细胞的代谢产物的二氧化碳则进入血液，这样，血液由鲜红色的动脉血变成暗红色的静脉血。毛细血管逐渐汇合成各级静脉，最后汇成上、下腔静脉流回右心房再注入右心室。因为体循环在身体内路程长，流经的组织和细胞范围广，因此又称大循环。其主要作用是将营养物质和氧气运送到身体各部位的组织和细胞，又将组织、细胞的代谢产物运送到排泄器官，保证组织和细胞的新陈代谢正常进行。

肺循环：由体循环回到右心房的静脉血（暗红色），在心室收缩

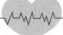

时，由右心室将血液泵入肺动脉，肺动脉进入肺后反复分支，最后在肺泡之间移行为毛细血管，肺毛细血管内氧的浓度低而二氧化碳浓度高。通过气管、支气管从空气中吸入到肺泡内的氧气浓度高而二氧化碳浓度低，因此肺泡内的氧气压力高于肺泡周围毛细血管内的氧气压力，而肺泡内的二氧化碳压力低于肺泡周围毛细血管内的二氧化碳压力。正常情况下，气体是从压力高向压力低处弥散。因此，肺泡间毛细血管内的二氧化碳扩散到肺泡内，肺泡内的氧气弥散到毛细血管内。血液在肺部经过气体交换后，使静脉血变成含氧量高的动脉血（鲜红色）。肺内小静脉汇成左、右各一对肺静脉，出肺后注入左心房，血液再从左心房流入左心室。血液沿上述途径循环称肺循环。肺循环在体内路程短，又称小循环。其主要功能是使人体内含氧量低的静脉血转变为含氧丰富的动脉血，使血液获得氧气，排出二氧化碳。

4. 心脏为什么能夜以继日地跳动

平时，我们无论运动还是休息，都未曾有意识地指挥自己的心脏跳动，可是心脏却总是不知倦怠夜以继日地跳着，这是为什么呢？

原来，心脏具有一种非凡的性能即自律性。在动物试验中我们能够看到，即使把心脏从动物躯体中拿出来，心脏还能继续跳动一定时间。

那么，心脏的这种自律性又是从哪儿来的呢？为了了解心脏的自律性，我们有必要认识心肌细胞。

心脏中的心肌细胞有两种类型：一是大多数的普通心肌细胞，这些细胞受到刺激将发生收缩，刺激消失后又舒张开来。这样的一次收缩和一次舒张合起来，便组合成了心脏的一次跳动。二是特殊心肌细胞，它们能够按自身固有的规律即自律性，不断地产生兴奋并传导给普通心肌细胞，自律细胞就像个小发电站，不需任何外来刺激或神经刺激就能够自动地有节律地发出一股股微小电流，刺激心肌收缩而产生跳动。

心脏的这种自律细胞集中在右心房的上腔静脉入口处，形成窦房结。窦房结像个脉冲发生器，其强有力的自律性兴奋，通过传导系统的传播，决定着整个心脏的跳动频率，即心率，因此窦房结是心脏的起搏点。

正常心脏由窦房结发起激动，然后一面通过前结间束的一支从右心房到左心房，另一面经前结间束的另一支及中、后结间束到房室结。心脏每跳动一次的具体过程，简单地说，先是两个心房收缩，此时两个心室舒张；接着两个心房舒张，随后两个心室收缩；然后全心舒张。心脏就是这样有节律地活动的，每次收缩之后都有一定的舒张时间。可见，心脏每搏动一次，心房、心室的舒张期比收缩期长一些，这才使心肌有充分的时间休息，并使血液充分回流到心脏。这样一来，在人的一生中，心脏能昼夜不停地、有规律地跳动而不疲倦。

5. 心跳的指令是如何传导的

心脏有节律地跳动，并将这个跳动的指令传导下去，是由于心脏本身含有一种特殊的心肌纤维，具有自动节律性兴奋的能力，构成心脏的传导系统，它包括窦房结、房室结、房室束和浦肯野纤维。

正常人的心脏由窦房结发起跳动。窦房结是心脏正常的起搏点，位于右心房壁内，窦房结内的起搏细胞发生的兴奋通过过渡细胞传至心房肌，使心房肌收缩。同时兴奋可经结间束下传至房室结，并在房室结有一个短暂的生理延搁（大约0.05秒的时间），继而由房室结发出房室束进入心室。房室结将窦房结发出的冲动传至心室引起心室收缩。房室束进入室间隔分成左、右束支，分别沿心室内膜下行，最后迅速经细小分支

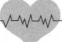

即浦肯野纤维而到达心室肌，引起心室收缩，然后经短暂的调整（舒张期）后重复下一次激动过程。

另外，根据近年的研究发现，具体组成心脏传导系统的心肌纤维类型有以下三型细胞。

起搏细胞。简称P细胞。这种细胞组成窦房结和房室结，生理学的研究证明，这些细胞是心肌兴奋的起搏点。

移行细胞。主要存在于窦房结和房室结的周边及房室束，起传导冲动的作用。位于窦房结的移行细胞，有的与心房的心肌纤维相连，将冲动传到心房。

浦肯野纤维。或称束细胞。生理学的研究证明，此种细胞能快速传导冲动。房室束分支末端的细胞与心室肌纤维相连。将冲动传到心室各处。

6. 情志对心脏的影响

七情是内伤杂病的主要病因之一，包括喜、怒、忧、思、悲、恐、惊七种情志活动。一般情况下七情并不致病，而是人的精神意识对外界事物的反应。作为病因是指这些活动过于强烈、突然或持久，引起脏腑气血功能紊乱而致病。七情致病虽可及于五脏，但主要以影响心、肝、脾为多见。尤其"心为君主之官"，"精神之所舍"，情志的异常变化，首先影响心脏的功能，然后犯及其他脏腑，出现种种不同的功能失调。

比如，喜是心的情志的体现。常言说："人逢喜事精神爽"。当人喜乐、高兴的时候，就会感到精神愉快，全身舒畅。因为它能促使气血流畅，营卫通调，所以适度喜乐有益身心，是健康人正常的情志活动。但是，如果过度喜乐，不仅无益，反而使心气散乱，精神不能集中，所谓"喜伤心"。过分的喜，不仅伤心，而且能伤肺，因为心肺同属上焦。

除了喜乐，其他情志也会对心造成一定影响，如《灵枢·邪气脏腑病形》云："愁忧恐惧则伤心"；《灵枢·口问》云："悲哀愁忧则心动，心动则五脏六腑皆摇"；《灵枢·百病始生》云："忧思伤心"；《灵枢·本神》云："怵惕思虑伤心"。这些都说明了情志对心脏的影响。

7. 心脏的工作量有多大

众所周知，心脏从胚胎两三周开始跳动一直到寿终才停止工作。

初生婴儿每分钟跳动180次左右，6岁至成年人每分钟为60～90次不等，每分钟按75次计，一昼夜跳动10800次。它每跳一次即为一次脉搏。心脏每次跳动由收缩与舒张两个动作来完成，即常说的收缩压和舒张压。健康的成年男性在静息状态下，心脏每搏动一次所射出的血量约为70毫升（60～70毫升），若以每分钟平均心跳75次计算，那么每分钟心脏共输出血量约为5升（5～6升）。女性比同体重男性心输出量约低10%。青年时期心输出量高于老年时期。心脏每分钟共输出的5升（即5千克）血量，就相当于全身血液的总量，因此，心脏每分钟差不多要把体内的血液全部环流一遍。照此算来，每24小时健康成年人的心脏，要排出血液约8000千克，是心脏本身重量的30000倍。如果您在从事体力劳动或体育活动，心脏血液输出量为安静状态的6倍之多，也就是说，心脏每天要泵出48000升血液，重约48吨。如果用东风卡车来运输的话，需装8卡车。

如果把心脏收缩力作为起重动力，有人计算，在20天时间内心脏收缩力的总和，就可以把整个身体高举到5547米的高山顶上去。一个人活到70岁时，其心脏总共跳了29.4亿多次，泵到全身的血液共达20多万吨，

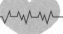

相当于一个约40万人口的现代化城市一天的生活用水量。

由此可见，心脏承受的工作量是多么的巨大和惊人。

8. 心脏的营养靠什么供给

一切生命活动都需要依靠基本的营养和能量才能维持。心脏不停地跳动，就是要把养分输送到全身各器官，以满足它们必需的营养和能量。那么心脏本身也需要营养和能源，它所需的这些营养和能量又是从哪里而来呢？事实上，心脏也有一套供给自己营养的血管系统，即冠状动脉和静脉，也称冠状循环。

冠状动脉是供应心肌血液的动脉，分左、右两支，起源于主动脉根部，是升主动脉的第一对分支。左心室排出的血液是含氧量最高的新鲜血液，排到升主动脉后首先供给冠状动脉，这就充分保证了心脏对各种营养和能源的需要。

左右冠状动脉在心脏表面行走，并分出许多小支由心外膜进入心肌，在心肌纤维间形成丰富的毛细血管网，供给心肌血液。左冠状动脉主要供应左心室前壁和侧壁；右冠状动脉主要供应左心室下壁、后壁、室间隔及右心室。两者还有丰富的吻合支。冠状动脉虽小，但血流量很大。它的血量要占每次心搏出量的1/10。这就保证了心脏有足够的养料和氧气维持有力的昼夜不停的跳动。

冠状静脉伴随冠状动脉收集代谢后的静脉血液，归流于心脏后面的冠状静脉窦，回到右心房。

如果冠状动脉发生了堵塞，造成供给心肌营养的血流中断，心肌就会发生缺血坏死，临床上叫做心肌梗死。

哪些体质偏颇的人容易患冠心病

1. 痰湿血浊型的高脂血症患者

传统中医没有"血脂异常"的病名，却早已有关于本病相关认识的论述。

《灵枢·卫气失常》即指出人体有"脂"、"膏"、"肉"，传统中医还有"津血同源"的理论。明代名医张景岳提出："津液和合为膏，以填补于骨空之中，则为脑为髓，为精，为血。"清代名医张志聪认为："中焦之气，蒸津液，化其精微……溢于外则皮肉膏肥，余于内则膏肓丰满。"说明脂膏源于水谷，经胃的受纳、脾的运化，变成精微物质，精微物质经肺的敷布，传输血脉变成营血，部分变成脂膏。

正常脂膏随血的运行营养五脏六腑、四肢百骸以及脑髓。若禀赋不足、饮食不节、脾胃失调、情志内伤、肝胆失利、年老体弱、肾虚不足等原因而致摄食过多或传输、利用、排泄异常，皆可使血中脂膏堆积，过多的脂膏浊化而成为湿浊、痰浊，浸淫脉道，使气血运行障碍，脏腑功能失调，而出现"痰症"、"瘀症"、"脉痹"等证。

本病属本虚标实之证，本虚主要是指脏腑虚损，功能失调，标实主要是指痰浊、血瘀、脉道不通，心脉瘀阻则为胸痹、心痛。若以西医来看，则为冠心病的临床病症。

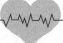

2. 阴虚阳亢型的高血压患者

传统中医没有"高血压"这一明确概念，中医界将其归入"头痛"、"眩晕"的范畴。

究其病因，首先是体质因素：阴虚阳亢体质患者外部表现为形体瘦削、急躁易怒，多面色红赤，而阳虚体质患者外部表现为倦怠少语，肢冷畏寒，小便清长，舌苔薄白。其次是精神因素和情绪影响：长期精神紧张，大怒、大喜、过悲、抑郁等也会引起人体心肝肾等脏腑功能受扰，气血阴阳失和。最后是生活失调：生活缺乏规律、饮食失节会引起发病和加重症状。

我国高血压患者日益增多，防控形势严峻。据相关的循证证据表明，高血压是心肌梗死、心力衰竭的重要危险因素，其中40%～50%的心肌梗死与血压升高有关，尤其是阴虚阳亢型高血压患者更是冠心病易患人群。

阴虚阳亢型高血压病是既符合高血压病西医诊断标准：收缩压≥140mmHg和（或）舒张压≥90mmHg，又符合阴虚阳亢证中医诊断标准：症见头晕涨痛、面部潮红、烦躁易怒、五心烦热、口干目涩、耳目不聪、神疲健忘、失眠多梦、腰膝酸软、舌红苔黄、脉弦细数等。临床上，阴虚阳亢证多见于中、晚期高血压患者。

另外，需要特别注意的是，当患者的收缩压大于180mmHg时，无论你是哪种体质都最好在医生的指导下进行治疗，切不可胡乱服药。对高血压的积极治疗和控制，除了减少高血压的直接危害外，更主要的是有效地、平稳地降低血压水平，预防心脑血管病的发生，达到积极防治和控制高血压的目的。

3. 气虚痰瘀互结型体质的患者

冠心病虽是本虚标实，本虚为阳虚、气虚、阴虚、血虚，标实有痰饮、气滞、血瘀和寒凝之不同。痰与瘀都是病理产物和致病因子，痰能转化为瘀，瘀能转化为痰，痰阻日久可致瘀，血积日久可致痰。又阴虚与痰热常常互见，痰热也易于伤阴；阴虚与寒痰、寒饮常常互见，寒痰、寒饮又易损伤阳气等，其病机复杂多变，临床必须根据证候变化，详察细辨。

痰瘀互结型冠心病是冠心病中的一种证型，属于中医"厥心痛"、"真心痛"和"胸痹"的范畴。本虚为气虚，胸阳不振，标实为寒凝、气滞、痰浊、瘀血等，以瘀血和痰瘀互结最为常见。痰瘀互结证是冠心病的常见证候，其主要病理因素是痰瘀互结，阻滞心脉。

古代医家对痰瘀在发病中的内在联系有所阐述。唐容川《血证论》有云："血积既久，也能化为痰水。"朱丹溪曰："痰夹瘀血，遂成窠囊。"关幼波老中医也指出："痰与血同属阴，易于交结凝结，气血流畅则津液并行，无痰以生，气滞则血瘀痰结。"

痰浊之生，首先可由各种原因致津液涩滞停而不去。其次为多进膏粱厚味，嗜食油腻醇酒，损伤脾胃，运化失健，水液不归正化，变生痰浊，或素体阳虚，水湿不运，聚而成痰。痰浊既生，影响气机，病殃及血，致血行迟滞，瘀血内停。由此可见，或痰生于先，影响气机，病殃及血，血行滞瘀；或血瘀为先，变生痰浊，两者终致痰交瘀结，兼夹为患。痰凝瘀结使病情错综复杂，难以痊愈。但溯其根源，皆因于气虚，气虚不运则血脉滞瘀，痰浊内生。

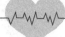

4. 体形肥胖的脾胃虚弱的患者

冠心病属于祖国医学中的胸痹、真心痛、厥心痛等范畴。《金匮要略》用脉象概括其病机为"阳微阴弦"。"阳微"指上焦阳虚，胸阳不振，"阴弦"指阴寒内盛，寒饮停滞。这两方面都和脾胃有着密切关系。因此冠心病的辨治，除从心肺着眼外，还应溯本正源，从导致胸阳痹阻的根本——脾胃功能失调入手。

经络学认为，足阳明胃经别上通于心，脾经的分支从胃别出，上行通过膈肌，注入心中。《素问·平人气象论》说："胃之大络，名曰虚里，贯膈络肺，出于左乳下，其动应衣，脉宗气也。"《素问·经脉别论》说："食气入胃，浊气归心。"饮食水谷经胃的受纳腐熟，通过脾将水谷精微吸收上输于肺，和呼吸自然之气清形成宗气，贯心脉以助血行。同时中焦受气取汁，变化而赤以化生血液。血含阳气，使胸中不寒。若脾胃亏虚，水谷不运，心血无源，无以滋养心阳，"血不足则胸中冷"。胸阳不振，必致上焦阳虚。诚如《脾胃论·脾胃盛衰论》所言："脾胃不足之源，乃阳气不足，阴气有余。"再者水谷滞而为湿，停而为饮，聚而为疾，于是形成了上焦阳虚，湿饮停滞的病理状态，此即"子病累母"。痰饮的形成固然与肾阳的温煦，肺气的宣降，肝气的疏畅，三焦水道的通调有关，但其根本在于脾胃的运化。

冠心病多发于40岁以上的人，长期饮酒，膏粱厚味，体形肥胖者发病率较高。平时病人大多有咳嗽，痰涎稀薄，胸闷气短，动则气喘汗出，纳呆便溏等脾胃虚弱的表现。急性发病多为寒饮结聚较甚，阳气骤闭或痰热瘀血内阻所致。急性期过后，病人又多出现脾胃本虚的症状。

老年人患冠心病，不典型性心绞痛发作的较多，发病时多以脾胃症状如胃中嘈杂，呕恶，心下痞闷或者悬痛为主要表现，胸痛，胸闷反而不太明显。"胸痹病，实际上是一个胃寒症"，此说很有临床意义。

5. 天生禀赋不足的患者

何谓禀赋不足，中医学认为此为阴阳俱虚之证。多因未出生时禀赋父母之精不足，或父母年老体弱多病，或房劳过度，精血不旺，或营养不良，气血不足，均可影响胎儿发育，导致先天不足。

在冠心病的发生发展过程中，正气不足，气血阴阳亏虚；邪实内盛，瘀血痰浊内阻诸因素常协同致病。

具体而言，人之先天禀赋与肾之关系最为密切，肾为先天之本，肾阴为人体阴液之本，肾阳为人体阳气之本，禀赋不足可导致肾之阴阳不足。冠心病的发病同肾阴虚之间则有着密切的联系。

《杂病源流犀烛》记载："心与肾连。"《景岳全书》记载："心本乎肾，所以上不宁者，未有不由乎下，心气虚者，未有不因乎精。"

现代研究也认为，冠心病危险因素及发病机制与"肾阴虚"有密切相关性，一些临床资料显示，冠心病患者多伴有肾阴虚或肾阳虚或肾阴阳两虚的表现。

所以，冠心病发于心，而其本于肾。肾为生命之根，先天之本。肾阴亏虚，则：一可导致生血不足；二可上扰心神；三可导致心肾不交；四可变生他邪，伤及于心，而成胸痹心痛。

四　认清导致冠心病的元凶

1. 为什么说冠状动脉掌握生死大权

　　心的形状如一倒置的、前后略扁的圆锥体，如将其视为头部，则位于头顶部、几乎环绕心脏一周的冠状动脉恰似一顶王冠，这就是其名称由来。

　　前面的章节我们已经提到过，冠状动脉是供给心脏血液和养分的动脉，其起于主动脉根部，分左右两支，行于心脏表面。正常情况下，它对血液的阻力很小，小于总体冠状动脉阻力的5%，从心外膜动脉进入心壁的血管，一类呈丛状分散支配心室壁的外、中层心肌；一类是垂直进入室壁直达心内膜下（即穿支），直径几乎不减，并在心内膜下与其他穿支构成弓状网络，然后再分出微动脉和毛细血管。丛支和穿支在心肌纤维间形成丰富的毛细血管网，供给心肌血液。

　　尽管冠状动脉很小，但血流量却很大。占心排血量的5%，这就保证了心脏有足够的营养，维持它昼夜不停地有力跳动。冠状静脉伴随冠状动脉收集代谢后的静脉血，归流于冠状静脉窦，回到右心房。如果冠状动脉突然阻塞，不能很快建立侧支循环，常常导致心肌梗死。

　　另外，心脏的传导系统和瓣膜的正常工作均需要充足的能量供应。冠状动脉的病变亦可引起心脏自律细胞功能障碍，导致期前收缩、传导阻滞、快速或缓慢心律失常，甚至是致死性恶性心律失常。心脏瓣膜缺血时，瓣膜自身亦可出现功能障碍，如瓣膜关闭不全或脱垂，会加重心力衰竭的进展。

　　总之，冠状动脉是供应心脏能量的命脉，冠状动脉病变导致的心功能障碍必将引起全身器官的功能障碍，因此，从这个意义上说，冠状动脉掌握着人的生死大权。

2. 冠状动脉粥样硬化是怎么回事

动脉粥样硬化是动脉硬化中最常见而重要的类型，其特点是受累动脉的内膜有类脂质的沉着，复合糖类的积聚，继而纤维组织增生和钙沉着，并有动脉中层的病变。本病主要累及大型及中型的肌弹力型动脉，以主动脉、冠状动脉及脑动脉为多见，常导致管腔闭塞或管壁破裂出血等严重后果。

发生在冠状动脉上的动脉粥样硬化称为冠状动脉粥样硬化。它是最常见的狭窄性冠状动脉疾病，特别是肌壁外冠状动脉支的动脉粥样硬化。冠状动脉近侧段之所以好发动脉粥样硬化是由于它比所有器官动脉都靠近心室，因而承受最大的收缩压撞击。再者，冠状动脉血管树由于心脏的形状而有多数方向改变，因此亦承受较大的血流剪应力。

好发部位。据我国的尸检统计资料，病变的总检出率、狭窄检出率和平均级别均以前降支为最高，其余依次为右主干、左主干或左旋支、后降支。性别差异：20～50岁病变检出率，男性显著高于女性；60岁以后男女无明显差异。

病变特点。粥样硬化斑块的分布多在近侧段，且在分支口处较重。早期，斑块分散，呈节段性分布，随着疾病的进展，相邻的斑块可互相融合。在横切面上斑块多呈新月形，管腔呈不同程度的狭窄。有时可并发血栓形成，使管腔完全阻塞。根据斑块引起管腔狭窄的程度可将其分为4级：Ⅰ级，管腔狭窄在25%以下；Ⅱ级，狭窄在26%～50%；Ⅲ级，狭窄51%～75%；Ⅳ级，管腔狭窄在76%以上。

冠状动脉粥样硬化常伴发冠状动脉痉挛，痉挛可使原有的管腔狭窄程度加剧，甚至导致供血的中断，引起心肌缺血及相应的心脏病变（如心绞痛、心肌梗死等），并可成为心源性猝死的原因。

3. 冠心病是如何发生和发展的

患冠状动脉疾病的人，大约99%是由冠状动脉粥样硬化引起的。所以，冠状动脉性心脏病实际上就是指冠状动脉粥样硬化性心脏病，简称冠心病。当冠状动脉粥样硬化发展到一定程度，而导致冠状动脉的管腔严重狭窄、阻塞时，即可造成心肌缺血、缺氧，从而发生一系列的症状（如胸闷、心绞痛等），甚至发生心肌梗死而危及生命。这种病变就是冠状动脉粥样硬化性心脏病。其实质是心肌缺血。所以也称为缺血性心脏病。

病变早期，血液中的胆固醇及其他脂质和复合糖类在动脉内膜中沉淀下来，继而引起内膜纤维组织增生，内膜逐渐隆起、增厚，形成肉眼能够看到的灰黄色斑块；以后斑块不断扩大，中心部分因营养不足而发生软化、崩溃，可见黄色"粥样"物质；再以后动脉的中层也有脂质沉淀下来，而且中层的弹性纤维和平滑肌纤维断裂，血管内膜下逐渐发生纤维组织增生，还有钙质沉淀下来，结果，动脉管壁就变脆、变硬，管腔变窄，这种病变称为动脉粥样硬化。它是导致心肌缺血、冠心病的最主要原因。

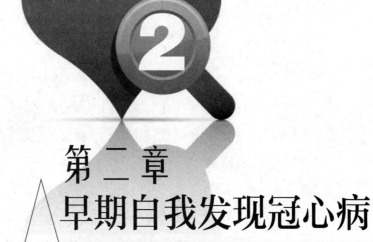

第二章
早期自我发现冠心病

冠心病患者可以表现为心绞痛、心肌梗死、心律不齐、心功能不全，也可以发生心跳骤停而猝死。在日常生活中出现上述情况时，应提高警惕，及时就医，以便早期发现冠心病。

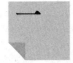

典型的症状和特点

1. 稳定型心绞痛有哪些特点

稳定型心绞痛是指心绞痛反复发作的临床表现持续在1个月以上，而且心绞痛发作的性质基本稳定，如每周和每日疼痛发作次数大致相同、诱发疼痛的劳累和情绪激动程度相同、每次发作疼痛的性质和疼痛的部位无改变、疼痛时限相仿（3～5分钟）、用硝酸甘油后也在相近的时间内产生疗效。其特点为：

部位：典型的心绞痛部位是在胸骨后或左前胸，范围常不局限，可以放射到颈部、咽部、颌部、上腹部、肩背部、左臂及左手指内侧，也可以放射至其他部位，心绞痛还可以发生在胸部以外如上腹部、咽部、颈部等。每次心绞痛发作部位往往是相似的。

性质：常呈紧缩感、绞榨感、压迫感、烧灼感、胸憋、胸闷或有窒息感、沉重感，有的患者只述为胸部不适，主观感觉个体差异较大，但一般不会是针刺样疼痛，有的表现为乏力、气短。

持续时间：呈阵发性发作，持续数分钟，一般不会超过10分钟，也不会转瞬即逝或持续数小时。

诱发因素及缓解方式：稳定型心绞痛的发作与劳力或情绪激动有关，如走快路、爬坡时诱发，停下休息即可缓解，多发生在劳力当时而不是之后。舌下含服硝酸甘油可在2～5分钟内迅速缓解症状。

2. 不稳定型心绞痛有哪些特点

不稳定型心绞痛是一种冠心病的急性心脏事件，是急性冠状动脉综合征的重要组成部分，是介于慢性稳定型心绞痛和急性心肌梗死之间的中间临床综合征。其特点为：

不稳定型心绞痛发作特点不同于稳定型，其发作频繁，胸痛多持续存在，程度加重，有的常在休息或睡眠时发作，患者出现难以解除之痛苦，硝酸甘油治疗效果不佳。

此外，不稳定型心绞痛还具有以下几点特征病史：

①在相对稳定的劳累相关性心绞痛基础上出现逐渐增强的心绞痛（更重、持续时间更长或更频繁）。

②新出现的心绞痛，通常在1个月内，由很轻度的劳力活动即可引起心绞痛。

③在静息和很轻度劳力时出现的心绞痛。

3. 无症状性心肌缺血有哪些特点

无症状性心肌缺血也叫隐匿型冠心病，即无临床症状，但客观检查有心肌缺血表现的冠心病。患者有冠状动脉粥样硬化，但病变较轻或有较好的侧支循环，或患者痛阈较高因而无疼痛症状。其心肌缺血的心电图表现可见于静息时，或仅在增加心脏负荷时才出现，常为动态心电图记录所发现。

本病患者与其他类型冠心病患者的不同在于并无临床症状，但它又不是单纯的冠状动脉粥样硬化，因为已有心肌缺血的客观表现，即心电图、放射性核素心肌显影或超声心动图显示心脏已受到冠状动脉供血不足

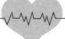

的影响。可以认为是早期的冠心病（但已不一定是早期的冠状动脉粥样硬化），它可能突然转为心绞痛或心肌梗死，亦可能逐渐演变为心肌纤维化出现心脏增大，发生心力衰竭或心律失常，个别患者亦可能猝死。

4. 心肌梗死会有哪些先兆症状

心肌梗死是由冠状动脉粥样硬化引起血栓形成、冠状动脉的分支堵塞，使一部分心肌失去血液供应而坏死的病症。多发生于中年以后。发病时有剧烈而持久的性质类似心绞痛的前胸痛、心悸、气喘、脉搏微弱、血压降低等症状，服用硝酸甘油无效，可产生危及生命的严重后果。

事实上，大多数人于心肌梗死前均有程度不同的先兆症状。约有半数的人先兆症状出现在梗死前1~3天，另有半数出现在心肌梗死前3~7天。其先兆症状主要包括：

（1）原本无心绞痛症状的人，首次出现心绞痛，多在情绪激动、过度用力或饱餐后，发生胸骨上段或中段之后压榨样疼痛，伴有胸闷窒息感。疼痛常持续3~5分钟。

（2）过去曾有心绞痛，但最近心绞痛发作次数明显增加，即使进行很轻微的活动也引发心绞痛，甚至休息时亦有发作。

（3）心绞痛持续时间延长，疼痛明显加重。以前舌下含服硝酸甘油有效者变得无效。

（4）心绞痛发作时出现心功能不全因此而加重。

（5）心电图检查示ST段一时性上升或明显压低，T波倒置或高尖，或伴有心律失常。

（6）老年冠心病患者突然出现不明原因的心律失常、心衰、休克、呼吸困难或晕厥等。

5. 急性心肌梗死的典型表现有哪些

急性心肌梗死的典型表现有以下几个方面：

疼痛： 当急性心肌梗死发生时，最先出现的症状是突发的胸骨后或心前区剧痛，多无明显诱因，程度较重，持续时间较长，多在半小时以上，可达数小时或数天，休息或含化硝酸甘油多不能缓解。患者常伴烦躁不安、大汗、恐惧或有濒死感。

胃肠道症状： 疼痛剧烈时常伴频繁的恶心、呕吐和上腹胀痛，肠胀气也较多见，重症者可发生呃逆。

全身症状： 一般在疼痛发生后24～48小时出现发热、心动过速、白细胞增高和红细胞沉降率增快等，体温一般在38℃左右，很少超过39℃，持续1周左右。

心律失常： 在发病的1～2周内，尤其在24小时内，75%～95%的患者出现各种心律失常，以室性心律失常最多见，房室传导阻滞和束支传导阻滞也较多见。可伴有乏力、头晕、晕厥等症状。

低血压和休克： 疼痛时血压下降常见，但未必是休克。如疼痛缓解而收缩压仍低于10.67kPa（80mmHg），并有烦躁不安、面色苍白、皮肤湿冷、脉细而快、大汗淋漓、尿少（每小时少于20ml），反应迟钝，甚至晕厥者则为休克表现。多发生于起病后数小时至1周内。

心力衰竭： 主要为急性左心室衰竭，发生率为32%～48%，表现为呼吸困难、咳嗽、紫绀、烦躁，重者可发生肺水肿，咳粉红色泡沫痰等，随后可出现右心衰表现。而右室梗死者一开始即为右心衰竭表现，伴血压下降。

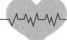

6. 心肌梗死的不典型表现有哪些

有些心肌梗死会出现一些较为隐匿的症状，很难引起患者的重视。有报道称，20%～30%的心肌梗死患者临床症状不典型。这类患者常常会错失诊断和治疗疾病的最佳时机，导致本可避免的不良后果。因此，从防患于未然来说，正确认识心肌梗死的不典型症状非常重要，下面我们就来了解急性心肌梗死的不典型症状。

无痛感：少数患者的急性心肌梗死症状没有明显的疼痛感或无痛，尤其是老年人和糖尿病患者，还会出现极度乏力、意识模糊、眩晕、晕厥、心悸等症状。临床经验表明，凡遇到下列情况时，应高度怀疑无痛性心肌梗死的存在：

①近期内，屡次发生胸背部闷胀、沉重或气短。

②出现阵发性呼吸困难，气短，不能平卧，咳嗽，咳白黏痰或粉红色泡沫痰。

③突然出现心慌、恶心、面色苍白、出冷汗、四肢发凉。

④老年人突发的神志不清或意识丧失。

⑤糖尿病人出现昏迷者。

⑥不明原因的血压下降，尤其在近期内出现者。

⑦突发的不明原因的晕厥或抽搐。

疼痛部位不典型：有些心肌梗死的患者不会在胸部出现疼痛，疼痛往往位于上腹部，经常会被误诊为胃穿孔或急性胰腺炎等急腹症。有些患者还会出现颈、下颌、背部疼痛或是牙痛、咽喉痛等，如果情况较严重，不能缓解，应及时到医院进行诊治。

首发症状为急性左心衰：少数患者会以休克或急性心力衰竭先开始，没有明显的疼痛症状。尤其是没有典型症状的患者，很容易出现心肌梗死的误诊情况，或治疗不及时，都会使病情加重并危及生命。尤其是不明原因的疼痛应高度重视，对于突发较为严重的病情应做详细诊断检查。

因此，无痛、疼痛不明显或出现休克及心力衰竭时应引起注意，这些很可能就是急性心肌梗死的临床表现症状，应及时到正规的医院进行诊治，以免错过了最佳治疗时间。

7. 急性心肌梗死与心绞痛发作如何鉴别

心绞痛由冠状动脉供血不足，心肌急剧的暂时缺血与缺氧引起，临床中易与急性心肌梗死混淆，诊断时应注意鉴别。两者在疼痛性质、发作时间、硝酸甘油缓解情况、伴随症状、检查等方面均有差异。

疼痛性质：心绞痛患者因劳累、情绪激动、饱食、受寒、阴雨天气、急性循环衰竭等因素发病时可出现压榨性或窒息性疼痛。心肌梗死的疼痛性质与心绞痛类似，但更为剧烈，可无诱发因素发作。

发作时间：心绞痛发作时间较短，一般不超过15分钟。急性心肌梗死发作时间长，可从数小时到1～2天。

硝酸甘油缓解情况：心绞痛发作后服用硝酸甘油有明显好转。急性心肌梗死患者发病后服用硝酸甘油不能缓解。

伴随症状：心绞痛一般无气喘、肺水肿症状，且很少发生心律失常和心力衰竭，血压变化不大，无休克现象，也无发热。急性心肌梗死因有心肌坏死，常伴有气喘和肺水肿，血压往往下降而出现休克。

检查：心绞痛很少会出现白细胞增加、红细胞沉降率增快或血清酶增高的情况，心电图可无变化或有暂时性改变。急性心肌梗死白细胞计数升高、血沉显著增快、有血清酶学变化，心电图可呈进行性特殊改变。

8. 老年人心肌梗死为什么易误诊或漏诊

老年人发生心肌梗死临床症状常不典型，容易发生误诊和漏诊而延误治疗，有报道称，误诊和漏诊率高达38.1%，甚至更高，主要原因有以下几点：

无痛性心肌梗死：有报道称老年人无痛性心肌梗死占15%～75%，而且其比例随年龄增加而增加，在80岁以上高龄患者中，无痛性心肌梗死的比例可高达61%。

心功能不全：据研究，20%～74%的急性心肌梗死患者，会突发原因不明的呼吸困难、气喘、胸闷、心悸等心功能不全表现。在考虑急性肺水肿或肺瘀血时，应注意是否急性心肌梗死。

胃肠表现：主要有食欲减退、恶心、呕吐、上腹痛，腹部打诊时有上腹压痛和肌紧张，易误诊为胃肠炎、溃疡病、胆石症、胰腺炎等疾病。

脑循环障碍型：表现有头痛、精神萎靡、意识模糊、神志不清，甚至精神错乱、晕厥、抽搐等。以此型为首发症状者可占5.65%～19.9%。

异位疼痛型：胸前区疼痛是心肌梗死的主要表现，但有些老年患者却以咽喉痛、牙痛、颈痛、肩背痛、左前臂痛、胃痛、上腹痛等为首发症状。这些症状可与心绞痛同时发生，也可单独出现。

顽固呃逆：据报道，一位70岁的老人突然出现顽固呃逆，按"胃炎"治疗，症状无好转；再做心电图检查，发现有下壁心肌梗死，按心梗治疗呃逆消失。

总之，对于突然出现上述表现的老年人，或原来患有冠心病、心肌病变的老年人突然出现上述症状，一定要考虑到急性心肌梗死的可能，及时发现，及时就诊。

9. 中青年人心肌梗死有何特点

很多人认为，心肌梗死是老年病，很少发生于年轻人身上。但随着社会生活节奏的变化，越来越多年轻人压力大增、交际频繁、睡眠缺乏、生活不规律，加之运动缺乏以及吸烟、酗酒这些不良生活方式，使得心脏负荷加大，从而增加了冠脉痉挛甚至斑块破裂而致心肌梗死的风险。但是与老年人不同，中青年发生心肌梗死有其自身特点。

冠状动脉粥样硬化程度相对较轻：中青年心肌梗死患者的冠状动脉造影检查结果往往正常。其发病原因多为过激的不良情绪、吸烟、酗酒和争吵等引起冠状动脉痉挛，造成心脏血流急剧减少或受阻所致。

发病急、先兆症状不明显：临床调查表明，许多因心肌梗死猝死的中青年患者在发病前身体健康，往往没有任何症状，即使有症状也比较轻微。这些患者的冠状动脉造影往往仅显示单支血管病变。

预后不良：中青年心肌梗死患者的再梗死率高，有40%的中青年患者会出现再梗死，有一半患者会在再梗死时死亡。

诱发因素多，遗传倾向明显：中青年心肌梗死患者的诱发因素较多，如吸烟、高脂血症、高血压、过度劳累、精神紧张、暴饮暴食、严重失眠等均是常见发病诱因。此外，中青年心肌梗死患者的遗传倾向较明显，常具有家族性发病的特点。

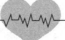

不典型的冠心病症状

　　心前区疼痛是冠心病的典型症状，应该引起患者的重视。但少数患者不典型的冠心病症状，使得患者掉以轻心，也常使医生误诊，从而延误了冠心病的诊治。所以，我们有必要了解不典型的冠心病症状，提高警惕，做到早防早治：

　　（1）有些冠心病患者，无胸痛发作，仅表现为房颤、室早、房室传导阻滞等各种心律失常，或以气促、夜间阵发性呼吸困难等心衰表现为首发症状，临床称之为"心律失常和心力衰竭型冠心病"，是冠心病较少见的一种类型。

　　（2）心绞痛部位发生在胸部以外，表现为头痛、牙痛、咽痛、肩痛、腿痛，常需要与相应器官所引起的不适相鉴别。

　　（3）少数冠心病患者，尤其是急性心肌梗死时，仅出现脑血管病的表现，如头晕、肢体瘫痪、突然意识丧失和抽搐等脑循环障碍，原因在于心肌梗死时，心排血量下降以致脑供血减少，严重心律失常致脑供血减少。故老年人有脑血管表现时，应做心电图检查并短期内随访，以排除发生急性心肌梗死的可能。

　　（4）表现为上腹胀痛不适等胃肠道症状，特别是疼痛剧烈时常伴有恶心呕吐、临床上易误诊为急性胃肠炎、急性胆囊炎、胰腺炎等。

　　（5）若冠心病同时合并其他急性疾病，如糖尿病酮症酸中毒、急性感染、外科急症，即使发生急性心肌梗死，症状亦常被掩盖。故患者及家属应及时向医生反映所患冠心病的病情，给医生提供参考。

　　（6）由于老年人常记忆减退，感觉迟钝，对症状又不善表达，易被家人及医生忽视，所以，在给老年人做有关检查时，别忘记了常规心电图。一旦发现有心肌缺血的证据，应警惕冠心病的可能，及时送医就诊。

三 冠心病的进展和程度评估

　　冠心病是由于冠状动脉粥样硬化，使血管腔狭窄、阻塞，导致心肌缺血、缺氧，甚至坏死而引起的心脏病。现代医学认为，决定冠心病危险程度的关键不是冠状动脉的狭窄程度，而是动脉粥样硬化斑块的稳定性。因此，我们可以从动脉粥样硬化斑块的稳定性来看冠心病是如何进展的。事实上，病变的最初，可以多年无明显的症状或体征。偶尔有病例在早期表现为缺血性心脏病。

　　首先，稳定的动脉粥样斑块会引起稳定型心绞痛，其斑块一般属于向心性，多为50%～75%或更严重的狭窄，斑块内含胆固醇少，斑块内膜有比较厚的纤维化和钙化组织覆盖，斑块不易破裂。

　　其次，如果由于粥样瘤表面的纤维斑块破裂，出现血小板黏附引起冠状动脉阻塞的急性加重，就将导致不稳定型心绞痛。

　　与稳定型心绞痛相比，不稳定型心绞痛的疼痛更强，持续时间更长，较低的活动量就可诱发，休息时也可自发出现（卧位心绞痛），性质呈进行性（恶化型）。值得注意的是，大约30%的不稳定型心绞痛患者在发作后3个月内可能发生心肌梗死，胸痛时心电图的明显变化是发生心肌梗死和猝死的重要标志。

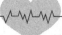

四 如何排除不是冠心病的"胸痛"

　　胸痛是临床上常见的症状，原因颇多，且胸痛的部位和严重程度，并不一定和病变的部位和严重程度相一致。外伤、炎症、肿瘤及某些理化因素所致组织损伤刺激肋间神经，膈神经，脊神经后根和迷走神经分布在食管、支气管、肺脏、胸膜、心脏及主动脉的神经末梢，均可引起胸痛。但是，冠心病也有胸痛，这就让许多胸痛患者，尤其是老年患者，容易将胸痛与冠心病紧密地联系在一起。诚然，心绞痛确是冠心病最常见的类型，但并非所有胸痛都是心绞痛。对一些不适症状应多加观察以便帮助我们识别真假心绞痛。

　　注意发病状况：心绞痛常常发生在劳动、用力、情绪激动、大便、劳累等心肌耗氧量增加时，而非心绞痛胸痛往往发生在休息、休闲时。

　　注意疼痛持续时间：心绞痛持续时间一般不超过15分钟，而非心绞痛的胸部不适常常持续数小时乃至一整天。

　　注意胸痛性质：其实，心绞痛不是疼痛感，而是心前区的压榨样闷感、胀痛感或难以描述的不适感，而非心绞痛可表现为疼痛、闪电样痛、刺痛等等。

　　注意胸痛部位：心绞痛时不适部位在胸骨下段，面积约为手掌大小，可向左侧肩胛骨、小手指侧放射，有的患者可表现为牙痛、咽部紧缩感。而非心绞痛患者的表现变化多端，可在左侧心前区如针尖大的区域，一会儿左、一会儿又跑到右，部位常不固定。

　　注意胸痛伴发症状：心绞痛患者在发病时常常会出现全身无力、出冷汗、心悸，严重者血压下降、气短、濒临死亡感。而非心绞痛患者在发作时可无明显全身症状。

五 了解并发症

1. 急性心肌梗死的并发症主要有哪些

急性心肌梗死最常见的并发症有心律失常、心力衰竭和休克。其他的并发症有：

乳头肌功能失调或断裂：乳头肌（主要为二尖瓣乳头肌）因缺血、坏死等而收缩无力或断裂，造成二尖瓣关闭不全，心尖区有响亮的吹风样收缩期杂音，并易引起心力衰竭。

心脏破裂：为早期少见但严重的并发症，常在发病的1周内出现，多为心室游离壁破裂，因产生心包积液和急性心包填塞而猝死。偶为心室间隔破裂穿孔，在胸骨左缘第四肋间出现响亮的收缩期杂音，常伴震颤，引起严重心力衰竭而迅速死亡或猝死。

室壁膨胀瘤：其发生率约28%，为在心室腔内压力影响下，梗死部位的心室壁向外膨出所致。见于心肌梗死范围较大的病人，常于起病后数周才被发现。心电图上除陈旧透壁性心肌梗死表现外，约2/3的患者在有Q波的导联上常见ST段持久地抬高。X线透视、超声心动图、放射性核素心脏血池显像以及左心室造影可见局部心缘突出、搏动减弱或呈反常搏动。

栓塞：发生率为1%～6%，见于发病后1～2周。如由心室附壁血栓脱落所致，则引起脑、肾、四肢等动脉栓塞；由下肢静脉血栓部分脱落所致，则产生肺动脉栓塞。

肩手综合征（肩臂强直）：发生于病后数周，极少见。

2. 急性心肌梗死时容易发生哪种心律失常

在急性心肌梗死的头两天内几乎所有的患者都有心律失常，这是急性心肌梗死早期死亡的主要原因之一。有学者报道，在急性心肌梗死发生后10天内各种心律失常的发生率高达86%～100%，尤其在发病后前3天内最多见。

从理论上讲，急性心肌梗死患者可能发生任何类型的心律失常，最常见的是室性期前收缩、加速性室性自主心律、窦性心动过缓、房室传导阻滞、房颤、室性心动过速和室颤。

室颤是最严重的心律失常，发生率高达10%。如果发生室颤后不能及时复律，患者会在数分钟内死亡。

3. 房颤是怎么回事

心房颤动简称房颤，是最常见的持续性心律失常，房颤总的发病率为0.4%，随着年龄增长房颤的发生率不断增加，75岁以上人群可达10%。房颤患病率的增长与冠心病、高血压病和心力衰竭等疾病的增长密切相关，未来50年房颤将成为最流行的心血管疾病之一。

房颤时心房激动的频率达300～600次/分钟，心跳频率往往快而且不规则，有时候可以达到100～160次/分钟，不仅比正常人心跳快得多，而且绝对不整齐，心房失去有效的收缩功能。

房颤常见的病因包括高血压病、冠心病、心脏外科手术、瓣膜病、慢性肺部疾病、心力衰竭、心肌病、先天性心脏病、肺动脉栓塞、甲亢、心包炎等等，与饮酒、精神紧张、水电解质或代谢失衡、严重感染等有关；此外还可以合并有其他类型心律失常。

按持续时间，房颤可以分为阵发性房颤、持续性房颤和永久性房颤。通常认为阵发性房颤指能在7天内自行转复为窦性心律者，一般持续时间小于48小时；持续性房颤指持续7天以上，需要药物或电击才能转复为窦性心律者；永久性房颤指不能转复为窦性心律或在转复后24小时内复发者。

按有无基础心脏疾病，房颤分为病理性房颤（房颤同时伴有其他基础心脏疾病）和特发性房颤（临床检查无基础心脏疾病）。特发性房颤也称孤立性房颤，往往发生在年龄较轻者，多数小于50岁，占房颤患者的6%～15%。

4. 为什么说急性心肌梗死患者发生房颤危害大

房颤是临床上最常见的心律失常，顾名思义就是心房颤动，目前已是慢性心脏病患者的一个重要并发症，如果不及时治疗纠正房颤，血液在心房内瘀滞，就容易形成血栓，血栓脱落流到大脑就容易造成脑梗死即脑中风。我国脑中风的发病率正在逐年升高，其中一个原因就与房颤患者对自己的疾病所带来的危害不了解甚至误解有关。

房颤时，因为心房肌的不规则乱颤代替了心房有效的一致性收缩，不能很好地把血液泵入心室，同时，心室率往往较快且极不规则，使心室的充盈不完全，这样心室充盈明显不足，造成心输出量减少（一般房颤减少约15%，心跳超过100次/分钟的快速房颤减少达30%～50%），既加重冠状动脉缺血，又使全身各重要脏器的供血不足而功能低下。

所以，心肌梗死时发生房颤并不是一个无足轻重的问题，它的危害性比一般人房颤要大得多：一是反映心肌梗死面积大，可能是广泛前壁或伴有心房梗死，死亡率也比较高；二是加重心肌缺血可使梗死面积扩大，也容易发生心力衰竭；三是房颤发作中，心房中部分血液流动缓慢甚至呈停滞状态，易于在心房中特别是心耳部形成血块即血栓，一旦血栓脱落，可引起动脉栓塞如脑栓塞、肺栓塞等，后果不堪设想。因此急性心肌梗死时如发生房颤，应予以及时积极的处理，以防不测。

5. 什么叫心脏传导阻滞

心脏传导系统是由窦房结、房室结、房室束左右束支及其分支组成。它担负着心脏起搏和传导冲动的功能，保证心房、心室协同收缩。冲动在心脏传导系统的任何部位传导均可发生阻滞，如发生在窦房结与心房之间称窦房阻滞；在心房与心室之间称房室传导阻滞；位于心房内称房内传导阻滞；位于心室内称室内传导阻滞。

心脏传导阻滞按其阻滞的程度可分为三度：即一度传导阻滞、二度传导阻滞、三度传导阻滞。一、二度传导阻滞合称为不完全性传导阻滞。

一度是指仅有传导时间延长，但激动均能通过阻滞部位；个别激动被阻滞，使激动不能全部通过阻滞部位为二度；连续两个以上的激动被阻滞，称为高度传导阻滞；若只有个别激动通过阻滞部位，称为几乎完全性传导阻滞。若所有的激动都不能下传则称为三度传导阻滞，又称为完全性传导阻滞。

按发生部位不同，心脏传导阻滞可分为以下四类：

（1）窦房传导阻滞

窦房结发出的冲动，部分或完全不能传到心房。完全阻滞时可出现与窦性静止一样的表现，严重时可引起心脏停搏而致命。

（2）房内传导阻滞

当窦房结的激动沿房内结间束传导发生障碍时，则为房内传导阻滞。

（3）房室传导阻滞

指房室交界区传导异常延缓或中断。分为不完全性和完全性两种，前者包括第Ⅰ度和第Ⅱ度房室传导阻滞，后者又称为第Ⅲ度房室传导阻滞。房室传导阻滞大部分是暂时性、间歇性的，少数是永久性的。

（4）室内传导阻滞

指发生在希氏束以下的传导障碍。包括左、右束支阻滞及左束支前、后分支阻滞。

6. 心源性猝死的发生有时间规律吗

心源性猝死是因为心肌梗死、呼吸堵塞而发生的死亡。心源性猝死占猝死的40%～60%，是发生猝死的最主要原因，而且心源性猝死发生的时间最短。

目前，国际上对猝死的时间范围还没有统一的说法，发病到死亡的时间从数分钟到24小时范围内，都可以算作是猝死。为什么对猝死的时间范围没有统一的说法呢？这是因为医生的介入、治疗、抢救可以延迟病人的死亡时间。国内一般认为猝死是指人在身体没有大的病变情况下，而突然在1小时内死亡。

虽然猝死是一个极快的过程，但是如果我们能够了解心源性猝死发生的时间规律，那对于我们急救此类患者将有极大的意义。

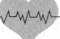

　　大量临床研究证实，心源性猝死的发作时间是有规律可循的，上午6～9点为猝死发生的高峰，其次是下午6点至凌晨1点。在这两个时间段，肾上腺素活性周期性增高，这可能是引起冠状动脉血流量周期性减少，导致猝死的主要原因之一。

　　此外，清晨时患者从睡眠时的静止状态转为活动状态，如上厕所、刷牙、洗脸、散步等等，常常在活动3分钟内发生心绞痛，这说明患者当时的心肌耗氧量已超过了冠状动脉供氧量，引起了心肌缺氧，导致了心肌梗死和猝死。另外，饭后也是猝死的高发时间段，这是由于餐后胃肠道血流增多，心排出量增加，心肌耗氧量也相应增加，易发生猝死。

7. 什么是心源性休克

　　心源性休克是指由于心脏功能极度减退，导致心输出量显著减少并引起严重的急性周围循环衰竭，伴有广泛的组织缺血、缺氧和重要生命器官功能受损而产生的一系列临床征候。它具有休克的一般规律和特点，与一般休克的不同点主要在于心源性休克的发病原因是心排出量急骤下降。

　　急性心肌梗死，如梗死面积超过40%就容易发生心源性休克。心肌梗死合并心源性休克的发生率为15%～25%。其病因也以急性心肌梗死最多见，严重心肌炎、心肌病、心包填塞、严重心律失常或慢性心力衰竭终末期等均可导致本症。本病死亡率极高，国内报道为70%～100%，及时、有效的综合抢救可望增加患者生存的机会。

　　心源性休克的特点为：

　　（1）由于心泵衰竭，心输出量急剧减少，血压降低。微循环变化的发展过程基本上和低血容量性休克相同，但常在早期因缺血缺氧死亡。

（2）多数病人由于应激反应和动脉充盈不足，使交感神经兴奋和儿茶酚胺增多，小动脉、微动脉收缩，外周阻力增加，致使心脏后负荷加重；但有少数病人外周阻力是降低的（可能是由于心室容量增加，刺激心室壁压力感受器，反射性地引起心血管运动中枢的抑制）。

（3）交感神经兴奋，静脉收缩，回心血量增加，而心脏不能把血液充分输入动脉，因而中心静脉压和心室舒张期末容量和压力升高。

（4）常比较早地出现较为严重的肺淤血和肺水肿，这些变化又进一步加重心脏的负担和缺氧，促使心泵衰竭。

8. 什么叫急性心力衰竭

急性心力衰竭（acute heart failure，AHF）是指由于急性心脏病变引起心排血量显著、急骤降低导致的组织器官灌注不足和急性淤血综合征。临床上急性左心衰较为常见，以肺水肿或心源性休克为主要表现，是严重的急危重症，抢救是否及时合理与预后密切相关。其主要有以下表现：

（1）临床表现：突发严重呼吸困难，呼吸频率常达每分钟30～40次，强迫坐位、面色灰白、发绀、大汗、烦躁，同时频繁咳嗽，咳粉红色泡沫状痰。极重者可因脑缺氧而致神志模糊。发病开始可有一过性血压升高，病情如不缓解，血压可持续下降直至休克。

（2）查体：听诊时两肺满布湿性啰音和哮鸣音，心尖部第一心音减弱，频率快，同时有舒张早期第三心音而构成奔马律，肺动脉瓣第二心音亢进。

（3）辅助检查：胸部X线片显示早期肺间质水肿时，上肺静脉充盈、肺门血管影模糊、小叶间隔增厚；肺水肿时表现为蝶形肺门；严重肺水肿时，为弥漫满肺的大片阴影。重症患者采用漂浮导管行床边血流动力学监测，肺毛细血管嵌压随病情加重而增高，心脏指数则相反。

9. 室壁瘤是怎么回事

冠心病患者大面积心肌梗死后梗死区域出现室壁扩张、变薄、心肌全层坏死，坏死的心肌逐渐被纤维疤痕组织替代，病变区薄层的心室壁向外膨出，心脏收缩时丧失活动能力或呈现反常运动，形成室壁瘤。室壁瘤常见于左心室。

室壁瘤严重影响心脏功能，不积极治疗，患者最终会因心力衰竭等原因死亡。

室壁瘤分为真性室壁瘤和假性室壁瘤。真性室壁瘤是心肌全层病变而形成的室壁瘤；假性室壁瘤是指左心室缓慢破裂后，由周围心包组织包裹形成的瘤样结构。两者都可能是心肌梗死的严重并发症，在处理原则和方法上也有一些相似之处。

广义的真性室壁瘤在影像学检查上可以分为无运动型、运动不良型和反常运动型三种。其中反常运动型与狭义的室壁瘤的病理改变比较相似，符合无运动型或运动不良型室壁瘤的大多是坏死心肌与存活心肌并存的，其他室壁变薄不明显。

狭义的真性室壁瘤是后壁心肌梗死后遗留的并发症之一。其特点是室壁明显变薄和形成纤维化的瘤样膨大区域。其形成过程常常是在心肌梗死后。

其心电图表现为以下几点：

① ST 段弓背向上型抬高至少≥1mv，如果抬高≥2mv则价值更大；

② ST 段抬高≥lmV 持续1 个月或ST 段抬高≥2mV 持续15 天；

③ ST 段抬高同一导联出现病理性Q 波；

④ ST 段抬高至少出现于4 个导联；运动负荷试验时，ST 段弓背向上型抬高≥lmV。

以上条件越符合，则诊断的准确性越高。

10. 什么是心肌梗死后综合征

心肌梗死后综合征也称Dressler综合征，发生率约10%，于心肌梗死后数周至数月内出现，可反复发生，表现为心包炎、胸膜炎或肺炎，有发热、胸痛、白细胞增多和血沉增快等症状，可能为机体对坏死物质的过敏反应。

心肌梗死后综合征患者的表现为1周以后出现的发热、胸痛、心包炎、胸膜炎或心包及胸膜腔积液。血沉加快，白细胞增多。或以心包炎、胸膜炎、肺炎三联症为主征，或以发热、胸闷痛、血沉加速等为突出表现。

关于心肌梗死后综合征的发病原因，目前不十分肯定，但多倾向于心肌梗死后坏死的心肌引起的抗原抗体反应学说。从现有的资料可以判定，心肌梗死后综合征是心肌梗死的一个继发症。

另外，有专家认为，心肌梗死后综合征是抗心肌抗体与坏死心肌抗原形成免疫复合物，随血流沉积在心包膜、胸膜、肺泡壁的毛细血管内皮处，并激活补体，生成生物活性物质，造成血管损伤，使其血管通透性增加，液体渗出，甚至破裂出血，引起心包炎（积液）、胸膜炎（胸腔积液）、肺炎（无菌性炎症）等改变。

值得注意的是，急性心肌梗死后综合征患者起病4周内最好不要使用

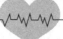

糖皮质激素或非固醇类抗炎药物，否则可能损害梗死后心肌的愈合，增加冠状动脉血管阻力，引起心脏破裂。

六　检查

1. 抽血化验检查

血脂

高脂血症是目前医学界认定可引起冠心病的最主要原因之一。

血脂通常包含甘油三酯和胆固醇两部分，胆固醇又分为高密度脂蛋白胆固醇（HDL-C）和低密度脂蛋白胆固醇（LDL-C）。人体血脂的正常值标准如下：

（1）血浆总胆固醇控制标准。其理想值应＜200mg/dL；临界值为200～239mg/dL；过高值则是指血浆总胆固醇＞240mg/dL。

（2）低密度脂蛋白胆固醇控制标准。它的理想值应为＜130mg/dL；临界值为130～159mg/dL；过高值则是指低密度脂蛋白胆固醇＞160mg/dL。

（3）血浆甘油三酯控制标准。其理想值应＜200mg/dL；临界值为200～239mg/dL；过高值则是指血浆甘油三酯水平＞240mg/dL。

（4）高密度脂蛋白胆固醇控制标准。它的理想值应＞50mg/dL；临界值为35～50mg/dL；危险值为＜35mg/dL。

有鉴于高血脂的危害，下列人群应定期检查血脂：

（1）已有冠心病、脑血管病或周围动脉粥样硬化病者；

（2）有高血压、糖尿病、肥胖、吸烟病史者；

（3）有冠心病或动脉粥样硬化病家族史者，尤其是直系亲属中有早发病或早病死者；

（4）有家族性高脂血症者；

（5）40岁以上男性、绝经后女性。

血糖

很多冠心病患者都有血糖问题。一项有5000人参加的欧洲心脏调查结果显示，在确诊为冠心病的患者中，2/3的人血糖高。

那么，人体血糖的正常值是多少呢？以下为诊断标准：

1. 空腹血糖正常值

（1）一般空腹全血血糖为3.9～6.1mmol/L（70～110mg/dL），血浆血糖为3.9～6.9mmol/L（70～125mg/dL）。

（2）空腹全血血糖≥6.7mmol/L（120mg/dL）、血浆血糖≥7.8mmol/L（140mg/dL），2次重复测定可诊断为糖尿病。

（3）当空腹全血血糖在5.6mmol/L（100mg/dL）以上，血浆血糖在6.4mmol/L（115mg/dL）以上，应做糖耐量试验。

（4）当空腹全血血糖超过11.1mmol/L（200mg/dL）时，表示胰岛素分泌极少或缺乏。因此，空腹血糖显著增高时，不必进行其他检查，即可诊断为糖尿病。

2. 餐后血糖正常值

（1）餐后1小时：血糖6.7～9.4mmol/L。最多也不超过11.1mmol/L（200mg/dL）。

（2）餐后2小时：血糖≤7.8mmol/L。

（3）餐后3小时：第三小时后恢复正常，各次尿糖均为阴性。

3. 孕妇血糖正常值

（1）孕妇空腹不超过5.1mmol/L。

（2）孕妇餐后1小时：餐后1小时血糖值一般用于检测孕妇糖尿病检测中，权威数据表明孕妇餐后1小时不得超过10.0mmol/L才是血糖的正常水平。

（3）孕妇餐后2小时：餐后正常血糖值一般规定不得超过11.1mmol/L，而孕妇餐后2小时正常血糖值规定不得超过8.5mmol/L。

由于冠心病与糖尿病的密切联系，下列人群应定期检查血糖：

（1）年龄大于45岁，体质指数，$BMI=体重（kg）÷身高（m）^2$，结果大于24，以往曾有血糖异常的病史。

（2）有糖尿病家族史的人。

（3）血脂异常的人。高密度脂蛋白胆固醇低于0.91mmol/L，或者甘油三酯大于2.75mmol/L。

（4）有高血压或心脑血管病的患者。

（5）年龄大于30岁的孕妇，曾患妊娠糖尿病的妇女，曾分娩过4kg以上巨大儿的女性，患有多囊卵巢综合征的女性。

（6）常年不参加体力劳动的人。

（7）使用糖皮质激素、利尿剂等药物的人。

血清高敏C反应蛋白

众多研究资料表明，动脉粥样硬化不是一种简单的脂质沉积性疾病，机体炎症在动脉粥样硬化的形成和发展过程中也起着关键作用。近年来，随着检测方法的改进，特别是采用一些新的敏感的方法检测血清高敏C反应蛋白，发现其轻度升高与冠脉事件、卒中及周围血管病相关联，是一种独立的危险因素，是预测急性冠脉综合征患者、稳定型和不稳定型心绞痛及支架置入患者未来事件的因素。血清高敏C反应蛋白作为炎症标志物及动脉粥样硬化、血栓形成疾病的介导和标志物在心血管疾病诊治中的应用正越来越受到临床的广泛重视。

具体而言，高敏C反应蛋白是血浆中的一种C反应蛋白。C反应蛋白是由肝脏合成的一种全身性炎症反应急性期的非特异性标志物，目前认为它是心血管事件危险最为有效的预测因子之一。

一般认为，我国健康人群血清高敏C反应蛋白水平的中位数范围为0.58～1.13mg/L。多数研究认为血清高敏C反应蛋白在3mg/L以下，冠状动脉事件发生危险较低。

心肌酶

心肌酶是存在于心肌的多种酶的总称，一般有天门冬氨酸氨基转移酶（AST）、乳酸脱氢酶（LDH）及同工酶、α-羟丁酸脱氢酶（α-HBDH）和肌酸激酶（CK）及同工酶（CKMB），中国国内常将这一组与心肌损伤相关的酶合称为心肌酶谱，对诊断心肌梗死有一定的价值。

医学研究表明，心肌酶的正常标准如下：

（1）乳酸脱氢酶（LDH）： 100～240 IU/L；

（2）谷草转氨酶（AST）： 0～40 IU/L；

（3）磷酸肌酸激酶（CK）： 24～194 IU/L；

（4）磷酸肌酸激酶同工酶（CK-MB）： 0～25 IU/L；

（5）谷丙转氨酶（ALT）： 0～40 IU/L。

既然心肌酶学检查对急性心肌梗死的诊断有价值，那么，急性心肌梗死患者检查血清心肌酶时应注意什么呢？

（1）适时选用各种血清心肌酶进行检测：不同血清心肌酶水平的升高及降低，出现在急性心肌梗死后的不同时间内，因此应根据急性心肌梗死的发病时间来选择不同的血清酶进行检测。如果不能确定急性心肌梗死的发病时间，则应联合进行血清心肌酶检测，以免漏诊与误诊。

（2）合理采集血液标本：在急性心肌梗死发病后立即采血一次。对定时检测谷草转氨酶、肌酸激酶、心型肌酸激酶、乳酸脱氢酶的患者，应该在发病后24小时内每6～8小时，次日每8～12小时采血一次，连续4～5天，必要时在峰值出现时尽量多次采血。

2. 心电图检查

心电图是诊断冠心病最常用、也是最简单的检查方法。由于其方法简便、设备简单、价格低廉、结果可靠，且检查时患者无任何痛苦，故应用非常普遍。

一般冠心病患者通过心电图检查可以发现其心肌缺血的部位和程度，尤其对心肌梗死的定位、定性诊断以及预后判断均有决定性意义。当患者病情变化时心电图可及时捕捉其变化情况，并能连续动态观察和进行各种负荷试验，以提高其诊断敏感性。无论是心绞痛或心肌梗死，都有其典型的心电图变化，特别是对心律失常的诊断更有其临床价值。

具体来说，心电图检查对冠心病患者有如下价值：

（1）冠心病心律失常：心电图检查是诊断各型心律失常的最有效方法，对心肌梗死、心衰及心脏直视手术患者连续进行心电图观察，有助于及时发现并处理重要的心律失常，避免造成严重的后果。

（2）冠状动脉供血不足：心电图对于冠状动脉供血不足具有较高的诊断价值。当心绞痛发作时，心电图可以出现缺血性ST-T改变。对于心绞痛症状不典型，且静息心电图无明显原发缺血性ST-T改变的可疑冠心病患者，可以做心电图负荷试验诱发心肌缺血，以明确诊断。

（3）冠心病心肌梗死：在心肌梗死的诊断上，心电图是必不可少的项目。临床上根据特征性心电图变化，即可诊断为明确的心肌梗死。

据统计，通过常规心电图检查，50%～65%的冠心病患者能得到诊断。但是，进行心电图检查时应注意下列问题：

（1）安静时进行检查：因肌肉活动都会产生生物电，当深呼吸、四肢乱动时，均会影响心电图的结果。所以应在检查过程中尽量安静，以防止因其他肌肉活动而引起的干扰造成结果的失真。

（2）避免药物影响：有些药物直接或间接地影响心电图的结果，例如洋地黄、奎尼西等。所以，被检者应向医生讲明最近服过哪些药物，以免误诊。

（3）结果仅作参考：和其他检查方法一样，心电图也不是万能的，因为它仅是在体表记录心脏的电活动，所以不应过度迷信检查结果，应结合临床医生的诊断。

3. 运动负荷心电图

心电图运动试验是心电图负荷试验中最常用的一种，故又称运动负荷试验，它是目前诊断冠心病常用的一种辅助手段。主要包括运动负荷试验和药物试验（如潘生丁、异丙肾上腺素试验等）。

许多冠心病患者尽管冠状动脉扩张的最大储备能力已经下降，通常静息状态下冠状动脉血流量仍可维持正常，无心肌缺血表现，心电图可以完全正常。因此，可通过运动或其他方法，给心脏以负荷，让患者运动起来，他的心率加快、血压升高、心肌收缩增强，这时就需要更多的

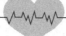

血供和氧供，如果患者冠状动脉狭窄，血供不能相应增加，心肌缺血就会被诱发，心绞痛等症状也就此发生。通过这种方式，心电图运动负荷试验能证实心绞痛的存在。此外，运动试验对于缺血性心律失常及心肌梗死后的心功能评价也是必不可少的。

具体来说，心电图运动负荷试验适用于：

（1）协助确诊冠心病，并对无症状者筛选有无隐性冠心病；

（2）估计冠状动脉狭窄的严重程度，筛选高危病人以便进行手术治疗；

（3）测定冠心病病人心脏功能和运动耐量，以便客观地安排病人的活动范围和劳动强度，为康复锻炼提供可靠的依据；

（4）观察冠心病患者治疗（药物或手术）的效果。

值得注意的是，下列情形是心电图运动负荷试验的禁忌证：

（1）急性心肌梗死的急性期（1个月内）；

（2）不稳定型心绞痛；

（3）急性心肌炎；

（4）急性心内膜炎；

（5）心力衰竭；

（6）冠状动脉主干狭窄；

（7）快速房性或室性心律失常；

（8）严重房室传导阻滞；

（9）严重主动脉瓣狭窄；

（10）急性肺动脉栓塞或肺梗死；

（11）严重高血压未经控制；

（12）严重肢体残疾。

4. 动态心电图

动态心电图是一种可以长时间连续记录并编集分析人体心脏在活动和安静状态下心电图变化的方法。此技术于1947年由Holter首先应用于监测心脏电活动的研究，所以又称Holter监测。常规心电图只能记录静息状态短暂仅数十次心动周期的波形，而动态心电图于24小时内可连续记录多达10万次左右的心电信号，可提高对非持续性异位心律，尤其是对一过性心律失常及短暂的心肌缺血发作的检出率，因此扩大了心电图临床运用的范围。

动态心电图对冠心病患者的诊断意义在于：

（1）某些冠心病心绞痛和心律失常发作骤来骤去，对此可进行连续监测，以判断有无心绞痛心肌缺血的心电图改变及心律失常的频率、类型与活动、睡眠有何关系，是否有致命性心律失常等。通过分析可以指导医生的正确治疗。

（2）对于原因不明的心悸和头晕的病人，通过连续的心电记录，可以判定症状与心跳的快慢、心律失常和传导阻滞是否有关。

（3）对使用一些特殊药物治疗的前后，进行监测对比以客观地评价药物的治疗效果。

（4）对无症状的缺血性心脏病患者，可以通过动态心电图观察，辅助诊断。

可见，动态心电图最适于发现心律失常、心肌缺血。因此，对心慌心乱、胸闷心痛、头晕眼黑、不明原因晕倒的患者是明确原因的有用检测方法。尤其是对那些自己没有明显不舒服，而医生又高度怀疑有心血管病的人来说其价值更大。

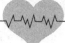

5. 超声心动图

超声心动图是用超声波显示心脏结构并评价心功能状态的检查方法，是利用超声的特殊物理学特性检查心脏和大血管的解剖结构及功能状态的一种首选无创性技术。1954年首次应用超声诊断心脏病。

目前，超声心动图对冠心病所涉及的冠状动脉的重要血管、心肌、心脏结构及血管心腔血流动力学的状态均可提供定性、半定量或定量的评价。20世纪80年代末及90年代初介入超声的进展更提高了超声诊断冠心病的可靠性和敏感性。目前较常用的超声心动图检查方法有：M型超声、二维超声、脉冲多普勒超声及彩色多普勒超声。正在研究已开始初步用于临床的有实时三维超声心动图、各种负荷超声心动图（包括运动和药物诱发）、经食道超声心动图、声学造影及组织多普勒等。

作为一种辅助检查，超声心动图检查对冠心病的诊治有着重要意义。

冠心病发病时，不同部位的冠状动脉狭窄或闭塞，使靠它供血的那部分心室壁发生心肌缺血或梗死，该壁心肌收缩力就会减弱或丧失，出现运动障碍。超声心动图可以清楚地显示室间隔、前壁、侧壁、下壁和后壁的运动。根据室壁运动的减弱、运动消失与反向运动等，医生能明确缺血或梗死部位，并可根据室壁运动障碍的节段的多少，大概估计梗死面积的大小；根据室壁有无局灶性膨出并有奇逆样运动提示有无室壁瘤存在。超声心动图还可直接显示左、右冠状动脉主干，左前降支，左旋支的近侧端，以提示冠状动脉管腔有无局部狭窄，管壁有无增厚、钙化。

6. 超高速计算机断层扫描

超高速计算机断层扫描（EBCT）亦称超快速CT或电子束CT。它是利用电子束穿透人体及快速的床面移动来完成扫描的。其最快扫描速度为50ms/层。

超高速计算机断层扫描是一种检查冠状动脉钙化的敏感方法，由于钙化的存在是冠脉粥样硬化的标志，冠脉钙化积分与冠脉斑块负荷直接相关。而粥样硬化与冠状动脉钙化又有很大程度的相关性，因此，通过发现冠状动脉的钙化及其严重程度筛选冠心病成为EBCT的许多适应证之一。故对于高危人群进行EBCT平扫，利用测得其钙化积分与危险因素综合分析可以对无症状冠心病进行筛选，就能够将一级预防提升为二级预防。

临床上，下列人群适合做超高速计算机断层扫描检查：

（1）用来确定冠心病疑似患者是否有冠状动脉狭窄。

（2）确诊的冠心病患者需要进一步诊断和治疗，但不想接受有创检查时，可行该项检查。

（3）已经做过冠状动脉支架术或搭桥术的患者进行复查时，也可行该项检查。

（4）该检查需要注射造影剂。目前使用的造影剂是非离子型、分子量比较小且对肾脏影响较小的类型，但仍有可能加重肾脏负担，尤其对于高龄患者而言更是如此。因此，不建议中度或重度肾衰竭患者及高龄患者进行该项检查。

7. 放射性核素心肌灌注显像

国际上，放射性核素心肌灌注显像对冠心病的诊断、冠状动脉病变程度和范围的评价、心肌存活的评估、预后判断和疗效评价的价值已得到公认。放射性核素心肌灌注显像是确诊冠心病患者危险性分层的第一线检查方法，是心肌缺血诊断的良好辅助检查工具。

放射性核素心肌灌注显像作为无创伤检测方法，通过静脉注射心肌灌注显像剂，利用正常或有功能的心肌细胞选择性摄取某些核素或核素标记化合物，通过单光子发射性计算机断层（SPECT）实现心肌显像，直接反映冠状动脉供血心肌的心肌灌注状态。

而且，通过负荷核素心肌灌注显像可了解患者心肌血流灌注情况及冠状动脉储备功能。与静息显像对比，当负荷心肌影像出现显像剂分布稀疏或缺损，而静息显像呈正常或明显填充，即可逆性缺损，提示心肌缺血，同时可以借此确定缺血部位、范围、大小。

8. 冠状动脉磁共振成像

核磁共振成像，又称自旋成像，也称磁共振成像，简称MRI。是利用核磁共振原理，依据所释放的能量在物质内部不同结构环境中不同的衰减，通过外加梯度磁场检测所发射出的电磁波，即可得知构成这一物体原子核的位置和种类，据此可以绘制成物体内部的结构图像。

研究证明，存活心肌的评估对冠心病的预后及治疗策略有重要意义，存活心肌的检测是血运重建的重要依据，也是评价其远期预后的重要手段。对存活心肌的评估对预测远期心力衰竭有重要价值，也是评价心肌梗死后再灌注及血运重建疗效的可靠指标。

核磁共振成像兼有高空间分辨率和无电离辐射损伤的优点，且相对廉价，特别是对比剂增强延迟技术，是识别瘢痕组织和其透壁程度的良好工具，其探测梗死心肌的敏感度达99%，特异度达94%。

所以，核磁共振成像对冠心病的诊治有着很大的价值。下列情形应视为核磁共振检查的禁忌证：

（1）带有心脏起搏器及神经刺激器者。

（2）曾做过动脉瘤手术及颅内带有动脉瘤夹者。

（3）曾做过心脏手术。并带有人工心脏瓣膜者。

（4）有眼球内金属异物或体内有各种金属植入物的患者。

（5）妊娠期妇女。

（6）危重病人需要使用生命支持系统者。

（7）癫痫患者。

（8）幽闭恐惧症患者。

9. 冠状动脉造影

目前，冠状动脉造影是诊断冠心病的一种常用而且有效的方法。选择性冠状动脉造影就是利用血管造影机，通过特制定型的心导管经皮穿刺入下肢股动脉，沿降主动脉逆行至升主动脉根部，然后探寻左或右冠状动脉口插入，注入造影剂，使冠状动脉显影。这样就可清楚地将整个左或右冠状动脉的主干及其分支的血管腔显示出来，可以了解血管有无狭窄病灶存在，对病变部位、范围、严重程度、血管壁的情况等作出明确诊断，决定治疗方案（介入、手术或内科治疗），还可用来判断疗效。这是一种较为安全可靠的有创诊断技术，现已广泛应用于临床。

具体来说，冠状动脉造影在临床上有如下价值：

（1）明确冠心病诊断：对于有不典型心绞痛症状，临床难以确诊，尤其是治疗效果不佳者，以及中、老年患者心脏扩大、严重心律失常、心力衰竭、心电图异常，怀疑有冠状动脉病变或畸形，但无创检查结果不能确诊者，冠状动脉造影可提供有力的诊断依据。

（2）用于指导治疗：对临床上确诊的冠心病患者，在内科保守治疗不佳而考虑采用经皮冠状动脉腔内成形术（PTCA），或主动脉—冠状动脉旁路移植术时，必须先进行冠状动脉及左心室造影，明确冠状动脉狭窄的部位、程度及左心室的功能情况，以正确选择适应证，制订治疗方案。

但是，下列情形应视作冠状动脉造影的禁忌证：

（1）对碘或造影剂过敏。

（2）有严重的心肺功能不全，不能耐受手术者。

（3）未控制的严重心律失常如室性心律失常。

（4）电解质紊乱。

（5）严重的肝、肾功能不全者。

第三章
冠心病危险因素评估

冠心病的病因至今尚不明确，但危险因素却非常明确。目前医学界普遍认为，影响冠心病的危险因素主要有遗传、肥胖、糖尿病、吸烟、代谢综合征、高脂血症、高血压等方面。

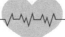

一 遗传因素

　　冠心病是否为遗传性疾病，目前还不是一个十分明确的概念，但国内外大量流行病学研究结果表明，冠心病发病具有明显的家族性。父母之一患冠心病者，其子女患病率为双亲正常者的2倍；父母均患冠心病者，其子女患病率为双亲正常者的4倍；若双亲在年轻时均患冠心病者，其近亲得病的机会可5倍于无这种情况的家庭。

　　究其发病机制，尚不十分清楚，可能与下列因素有关：

　　（1）常染色体显性遗传所致的家庭性高脂血症是这些家庭成员易患本病的原因之一。

　　（2）一些冠心病的危险因素，如高血压、糖尿病、肥胖特点、性格特征等具有遗传倾向，是家庭成员易患本病不可忽视的重要因素。

　　（3）同一家庭中不良生活习惯的影响，诸如共同的高脂、高热量、高盐等饮食习惯，父母吸烟导致子女吸烟或被动吸烟的不良习惯等等，均可造成冠心病的家庭倾向。

　　更多的学者认为，冠心病具有明显家庭性的特点，是多种因素共同作用的结果。遗传因素是其内在原因，它只有和其他危险因素相结合，才能使冠心病的发病率升高。

二 肥胖

古人云，有钱难买老来瘦。目前，肥胖是一个普遍的社会医疗问题，肥胖者冠心病发病率较高，且随着体重指数增高，心肌梗死、猝死、冠状动脉供血不足的发病也逐渐增多。其原因有如下几个方面：

（1）体重过度增加，使心脏负荷和血压上升。

（2）高热量饮食摄入习惯，使血脂、血压水平增高，冠状动脉粥样硬化形成加速并加重。

（3）肥胖后体力活动减少，不利于冠状动脉粥样硬化病变血管侧支循环的形成。

简言之，肥胖可使所有心血管病危险因素增高，与肥胖有关的因素包括高血压、胆固醇、甘油三酯升高、血糖升高、胰岛素抵抗、高密度脂蛋白降低、高尿酸血症和纤维蛋白原升高，这些都会促成冠心病发病率升高。

因此，我们必须清楚地认识到肥胖所带来的多种危害，合理调整膳食结构，加强体育锻炼，改善血压、脂质异常及糖尿病。

三 糖尿病

糖尿病是一种全身性代谢紊乱性疾病，容易引起冠心病。

研究表明，在糖尿病患者中，无论男女，不同年龄组，其心血管病的发病率都是糖尿病组高于非糖尿病组。对两性来说，男性具有较强的发病危险。但经年龄调整和控制冠心病其他危险因素后，女性糖尿病患者的冠心病发病危险明显高于男性，甚至有人报道，糖尿病是女性冠心病的独立危险因素。

糖尿病患者中冠心病发病率增高的原因尚不十分清楚，但糖尿病容易引起动脉粥样硬化已被公认。多数学者认为，肥胖、高血压、高脂蛋白血症、高血糖、高纤维蛋白血症（即胰岛素抵抗综合征），这些因素密不可分。肥胖使机体对胰岛素产生抵抗，为了保证血糖的水平正常，胰岛 β 细胞必须分泌较正常人高几倍、甚至几十倍的胰岛素，形成高胰岛素血症，但最终又导致了血糖升高、血甘油三酯水平升高、HDL-C降低、血浆纤维蛋白原升高，这些都是动脉粥样硬化的危险因素。同时，胰岛素本身也有促进动脉粥样硬化的作用，因此，口服磺尿类降糖药或注射胰岛素等通过不同途径使血中胰岛素水平提高，这就有可能进一步加重硬化血管的病变。

此外，糖尿病患者并发冠心病时，冠心病的某些临床症状出现较迟或被掩盖。因为糖尿病性神经病变可累及神经系统的任何一部分，特别是神经末梢。当患者的神经末梢受损时，痛阈升高，即使发生了严重的心肌缺血，疼痛也较轻微而不典型，甚至没有心绞痛症状，无痛性心肌梗死的发生率高，而且休克、心力衰竭、猝死的并发症也较多，预后较严重。

四 吸烟

国外早已有研究认为，吸烟是冠心病的独立危险因素。我国医学科研工作者一项有关吸烟与冠状动脉病变程度的研究结果，再次证实了这一点。

相关研究人员在研究中对1999年1月至2001年12月所作1302例患者的冠状动脉造影结果及15项危险因素调查结果进行了统计分析，其中782例有冠心病，520例无冠心病。

研究发现，冠心病病变组和无病变组之间差异显著，病变组的吸烟量、吸烟年限，高血压、糖尿病病程、胆固醇、甘油三酯及低密度脂蛋白指标，均明显高于无病变组，而高密度脂蛋白低于无病变组。最终统计分析结果显示，吸烟量及吸烟年限与冠状动脉狭窄程度、病变范围密切相关。

那么，吸烟为什么会引起冠心病呢？

这是因为烟草中含有多种有害物质，与冠心病发生有关的化学物质有十余种，其中主要是尼古丁和一氧化碳。这些物质对心血管系统有以下的危害性：影响血脂代谢，使有益的高密度脂蛋白胆固醇（HDL-ch）

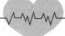

降低，对能维护动脉壁正常功能的内皮细胞有损害作用（完整的内皮细胞具有维护血管内壁的光洁度，防止动脉粥样斑块形成，调节血管舒缩等功能），使心率与心输出量增加，还可促使血管收缩而使血压升高，这些均使心脏负担增加，使血小板聚集率增加及循环中纤维蛋白酶原增加而致血液黏滞性增加，以上种种改变均可促使或加速冠状动脉或脑动脉的粥样硬化形成。

另外，大量吸烟还可导致冠状动脉痉挛，促使或加重心肌缺血的发生，已患冠心病者如继续吸烟可使病情加速发展，易发生心肌梗死。

综上所述，应将控制吸烟作为冠心病的主要防治措施之一。

五 代谢综合征

代谢综合征是一种合并有高血压以及葡萄糖与脂质代谢异常的综合征，伴有低密度脂蛋白升高和高密度脂蛋白胆固醇降低，又称"死亡四重奏"（高血糖、高血压、高血脂和中心性肥胖）。

代谢综合征的提出使人们首次认识到胰岛素抵抗在导致糖尿病之外，还与冠心病密切相关。伴有胰岛素抵抗的个体，在出现高血糖、糖耐量受损的同时，还伴有脂代谢异常，如甘油三酯增高、高密度脂蛋白胆固醇降低等。胰岛素抵抗是动脉粥样硬化和糖尿病的重要病理基础。

现今，人们已经了解到代谢综合征（胰岛素抵抗综合征）临床表现多种多样，包括：肥胖、高血压、冠心病和代谢异常（如糖耐量受损、血脂异常、高凝状态、高尿酸血症）以及多囊卵巢综合征。

值得注意的是，肥胖尤其是中心性肥胖在代谢综合征中占据相当重要的位置，肥胖是导致多种心血管疾病的危险因素，即使在没有发生糖尿病、高血压等疾病的情况下，肥胖者也可能存在高胰岛素血症及胰岛素抵抗，这可能与其心血管事件的高发生率相关。

由此可见，代谢综合征与冠心病有着密切的关系，是冠心病的危险因素之一。

六 高脂血症

在冠心病的众多发病因素中，高脂血症与其关系最为密切。

正常人的血脂在一定范围内保持动态平衡。当血浆脂质浓度超过正常高限时，称高脂血症。由于血脂浓度易受许多因素影响，如饮食、大量饮酒、情绪激动、精神紧张、月经前期、妊娠等等，因此强调，空腹血脂持续高于正常水平，诊断才可成立。

血脂本是人体的正常成分，但是过高浓度的血脂会对血管壁造成极大的危害，导致动脉粥样硬化形成，在血管内壁形成斑块，造成相应器官或组织供血不足，导致冠心病、脑梗死及周围血管病变。

大量动物实验和流行病学调查都已证实高脂血症，特别是高胆固醇血症与冠心病的发病率及死亡率有明显的正相关关系，作为"血脂"最主要成分的胆固醇在血液中的比例每增高1%，患者得冠心病的危险性增加2%。

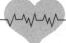

通过饮食控制和采用他汀类降脂药物进行治疗、在冠心病的一级或二级预防中降低血浆胆固醇和低密度脂蛋白都可使冠心病的发病率及死亡率明显下降，且使冠状动脉粥样斑块稳定或消退。

需要警惕的是，高脂血症常常具有"隐蔽性"，多不容易被人发现，而且，并不是身体偏瘦的人就不可能有高血脂。血脂异常多数是由于饮食结构不合理所致，大鱼大肉，暴饮暴食都可能引起高血脂。很多人即便在医院检查出来有血脂异常的情况，但是仍然不愿意改掉自己的饮食习惯，这是值得重视的事情。

七 高血压

流行病学研究证明，高血压为冠状动脉、脑动脉及外周动脉粥样病变的主要危险因子。

高血压所致的冠心病是血压正常者的2～4倍，其主要原因是高血压通过影响内皮及平滑肌细胞内膜通透性而使动脉壁发生改变，表现为内皮细胞功能发生障碍，不能阻止血小板与单核细胞黏附在血管壁上，内膜表面不平滑，于是越来越多的血小板与单核细胞聚积在内膜上，这些黏附的血小板与单核细胞会释放生长因子，与其他生长因子一起会加速平滑肌细胞从中层游离至内膜，通过沉积与增生使内膜变厚，结缔组织增生，于是管壁增厚，管腔狭窄。当冠状动脉的管腔狭窄超过75%时，临床上就会发生心绞痛。而冠状动脉完全阻塞时，局部心肌发生坏死，就发生了心肌梗死。

虽然高血压是冠心病的主要危险因素，但是大量临床资料显示，降压治疗虽然可明显降低脑卒中的发生和死亡，但并不能降低冠心病的发生和死亡。有关专家认为，这可能与下列因素有关：①一旦出现冠状动脉粥样硬化，尽管进行抗高血压治疗，也很难逆转。②高血压患者仍伴有其他的患冠心病的危险因素，例如吸烟、高脂血症、糖尿病等。③有些降压药，如利尿剂、β-受体阻滞剂可引起高血脂、高血糖、低血钾和低血镁等不良反应。④与血压未降至理想水平有关。

由此可见，高血压治疗既要及时，越早越好，又要选择合适的降压药。当高血压合并高脂血症时，除饮食控制，必要时服用降血脂药物外，最好勿选用利尿剂、β-受体阻滞剂，而应优先选用钙拮抗剂和血管紧张素转换酶抑制剂等。

八　炎性因子

近年来，关于冠状动脉病变的发病机制受到极大关注，大量的研究表明，在动脉粥样硬化的发病中炎性感染与免疫机制起着重要的作用。

众多的研究发现，冠状动脉的病变不仅仅是一种动脉壁内脂质堆积性疾病，大量证据表明，多种病原微生物感染可能与动脉粥样硬化有关，炎症与免疫过程可能参与了动脉粥样硬化的形成。

继诸多炎性细胞因子被发现之后，德国Johannes Gutenberg大学心脏学家Blankenberg博士首次发现IL-18是致命性心脏事件的强有力的独立预测因子，提出抑制IL-18可能是一种新的治疗方法。同时，此前的一些研究提示，动脉本身的内在性炎症和组织损伤，加重动脉粥样硬化的程度和冠状动脉阻塞的危险性。研究结果显示，炎性细胞因子IL-18和CRP水平与冠状动脉综合征的病变程度密切相关。

这说明由于多种病因诱导血管壁局部发生炎症反应，引起炎性细胞因子的产生，进一步诱导急性时相反应物及炎症应答相关效应分子的表达，参与了动脉粥样硬化的发生和发展过程。血浆IL-18促进炎症反应，激活中性粒细胞和补体，在一定程度上反映冠状动脉血管粥样斑块的稳定性，在冠状动脉病变发生与进展过程中起着重要作用。

总之，冠心病患者炎性介质愈高，则愈有可能发生急性冠状动脉综合征。炎性细胞因子的检测有望成为预测冠心病患者近期心脏事件、指导临床治疗和评估预后较好的指标。

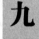 内皮细胞功能

血管内皮细胞是衬贴于血管内腔面的单层扁平细胞。血管内皮细胞可分泌多种血管活性物质，其状态与血管内血栓形成、平滑肌细胞的功能等病理生理过程紧密联系，在心血管疾病的形成及诊治中非常重要。

据研究证明，冠心病特别是不稳定型心绞痛和心肌梗死的发生与血管内皮细胞受损、血栓形成有关。后者可促进血小板与血管壁的相互作

用，引起血小板黏附和聚集，释放出多种血小板颗粒物质促使更多的血小板聚集，血管收缩和血栓形成，还分泌具有缩血管作用的内皮素-1，造成冠状动脉血管痉挛，损伤血管壁，从而导致冠状动脉粥样硬化，诱发心绞痛甚至心肌梗死。

由此可见，内皮细胞损伤是冠心病血管损伤的始动环节，而血管内皮细胞分泌功能失衡及冠脉舒张反应逆转，则是判断冠心病血管内皮损伤的早期标志。

十 以静息为主的生活方式

以静息为主的生活方式指一些人不参加或极少参加体力劳动或锻炼，这些人往往是长时间的脑力劳动者。医学证实，体力活动缺乏是导致冠心病的非常重要的独立危险因素，也是最容易改变但却能达到药物治疗不能达到的出人意料的效果。久坐不动的白领成为冠心病高发的潜在人群，其主要原因就是缺乏运动。

2008年，全球共有5700万人死亡，其中有530万人因缺乏锻炼而死亡。这条消息发布于《柳叶刀》杂志，同时该杂志还说明了缺乏体育锻炼的致病程度与吸烟和肥胖相似，它们同样可以引起疾病并缩短人类寿命。估测显示，大约6%的冠心病是与缺乏锻炼有关系的，从东南亚的3.2%到地中海东部地区的7.8%不等。

适当参加体育锻炼，达到一定的运动量，能够有效延缓冠脉粥样硬化的速度，减少心肌梗死的再度复发，降低25%的心血管疾病死亡风险。对于冠心病患者，科学适度的运动锻炼能有效降低血糖，减少"坏"胆固醇的分量，增加"好"胆固醇的含量，而且能够减肥保持体重。另外，运动能够调节人的情绪，减少抑郁焦虑等不良情绪。这些因素都有利于冠心病的康复。

有鉴于此，倡导科学合理的运动锻炼，对于冠心病的防治具有重要的意义。

十一 常见问题释疑

1. 冠心病家族有哪些成员

我们平常所说的冠心病实际上是冠状动脉性心脏病的简称，它的"家族"有好几位成员，我们一起来了解一下。

无症状性心肌缺血型：又叫无痛性心肌缺血或隐匿性心肌缺血，指确有心肌缺血的客观证据（心电活动、左室功能、心肌血流灌注及心肌代谢等异常），但缺乏胸痛或与心肌缺血相关的主观症状。

心绞痛型：是指由冠状动脉供血不足，心肌急剧、暂时缺血与缺氧所引起的以发作性胸痛或胸部不适为主要表现的一组临床综合征。

心肌梗塞（死）型：是指冠状动脉出现粥样硬化斑块或在此基础上血栓形成，导致冠状动脉的血流急剧减少或中断，使相应的心肌出现严重而持久的急性缺血，最终导致心肌的缺血性坏死，属冠心病的严重类型。

缺血性心肌病型：是指由于长期心肌缺血导致心肌局限性或弥漫性纤维化，从而产生心脏收缩和（或）舒张功能受损，引起心脏扩大或僵硬、充血性心力衰竭、心律失常等一系列临床表现的临床综合征。

猝死型：目前认为，该病患者心脏骤停的发生是在冠状动脉粥样硬化的基础上，发生冠状动脉痉挛或微循环栓塞导致心肌急性缺血，造成局部电生理紊乱，引起暂时的严重心律失常（特别是心室颤动）所致。

2. 什么人易患冠心病

大量流行病学研究证实，许多因素都可以促使冠心病的发生，这些因素被称为冠心病的危险因素或易患因素。容易患冠心病的主要有以下人群：

● 习惯高热量、高胆固醇饮食的人。

● 体重超重者。超过标准体重20%的人冠心病的发病概率是拥有标准体重的人的3倍。

● 具有冠心病家族史者。

● 血脂高者。血脂越高，患冠心病的危险性就越大。

● 吸烟者。吸烟者患冠心病的概率是不吸烟者的2倍，且与每日的吸烟支数成正比。

● 缺乏运动者。缺少运动而心脏不强壮者得冠心病的机会比经常运动者高出2倍。

● 承受持久性精神压力者。

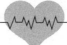

● 年过35岁并且在服用避孕药的女性。

● 患有高血压或糖尿病者。男性糖尿病患者患冠心病的概率，是其他男性的2倍；女性糖尿病患者患冠心病的概率，则是其他女性的5倍。高血压病患者患冠心病的概率是血压正常者的4倍。

● 年轻的男性比年轻的女性易患冠心病，但绝经后以及年龄超过60的女性，其发病概率几乎与男性相等，甚至大于男性。

3. 心绞痛是怎么回事

心绞痛是指由于冠状动脉粥样硬化狭窄导致冠状动脉供血不足，心肌暂时缺血与缺氧所引起的以心前区疼痛为主要临床表现的一组综合征。前面章节我们已经介绍过冠心病一般包括五种类型，其中发生率最大的是心绞痛，临床上分为稳定型和不稳型心绞痛两种类型。

稳定型心绞痛：以发作性胸痛为主要临床表现，疼痛的部位主要在心前区，有手掌大小范围，界限不很清楚。常放射至左肩、左臂内侧达无名指和小指，有时也可发生颈、咽或下颌部不适；胸痛常为压迫、发闷或紧缩性，也可有烧灼感，但不尖锐，不像针刺或刀扎样痛，发作时，患者往往不自觉地停止原来的活动，直至症状缓解；发作常由体力劳动或情绪激动（如愤怒、焦急、过度兴奋等）所激发，饱食、寒冷、吸烟、心动过速等亦可诱发。典型的心绞痛常在相似的条件下，早晨多发；疼痛一般持续3~5钟后会逐渐缓解，舌下含服硝酸甘油也能在几分钟内使之缓解。可数天或数星期发作一次，亦可一日内发作多次。

不稳定型心绞痛：特点为心前区痛，但是疼痛表现形式多样，发作诱因可有可无，可以劳力性诱发，也可以自发性疼痛。发作时间一般比稳定型心绞痛长，可达到30分钟，疼痛部位和放射部位与稳定型心绞痛类似，应用硝酸甘油后多数能缓解。但是也经常有发作不典型者，表现为胸闷、气短、周身乏力、恶心、呕吐等，尤其是老年女性和糖尿病患者。

4. 心肌梗死是怎么回事

心肌梗死是指在冠状动脉病变的基础上，冠状动脉的血液中断，使相应的心肌出现严重而持久的急性缺血，最终导致心肌的缺血性坏死。

急性心肌梗死的临床症状包括静息或用力时胸骨后剧烈疼痛或上肢、下颌、上腹部的不适感持续20分钟以上不缓解，有时伴呼吸困难、大汗、恶心或晕厥。并可出现心律失常、休克和心力衰竭，属冠心病的严重类型。这些症状并非心肌梗死特异性的临床表现，因而常被误诊。心肌梗死有时表现为不典型症状，甚至没有任何症状，仅能通过心电图、心脏标志物升高或影像学检查发现。

按照病因、病理、心电图和临床症状等不同，心肌梗死可分为各种不同的类型，除上述共有的表现外，各有其特殊性。

急性心肌梗死：临床诊断常根据病史、心电图及血清酶的变化而作出。典型的病史是出现严重而持久的胸痛。有时，病史不典型，疼痛可以轻微，甚或没有，可以主要为其他症状。

心电图出现典型异常：持久的Q波或Qs波以及持续一天以上的演进性损伤电流。当心电图出现这些变化时，仅凭心电图即可作出诊断。血清酶常常也出现典型异常变化。

如是出现典型心电图改变或血清酶学变化，即可诊断为明确的急性心肌梗死。当非典型心电图改变持续超过24小时以上，伴有或不伴有酶的非典型变化，均可诊断为可能的急性心肌梗死。

陈旧性心肌梗死：常根据典型心电图改变，没有急性心肌梗死病史及酶变化而作出诊断。如果没有遗留心电图改变，可根据早先的典型心电图改变或根据以往典型血清酶改变而诊断。

5. 心绞痛会演变为心肌梗死吗

心绞痛与心肌梗死有大体相同的基础病因，即都是冠状动脉粥样硬化所致的血管管腔改变。但两者又有着本质上的区别。心绞痛本质上是一种症状，是一时性的心肌相对缺血。而心肌梗死多数是在冠状动脉硬化基础上发生了难以逆转的重要病变，包括冠状动脉的血栓栓塞、内膜破裂出血等，造成冠状动脉管腔完全闭塞，使相应部位的心肌长时间没有血液供应。

我们已经了解了心绞痛与心肌梗死二者的异同点，那么很多人就会有这样一个疑问：心绞痛会演变成心肌梗死吗？答案是肯定的。

我们知道，心绞痛分为稳定型和不稳定型两种，其中稳定型心绞痛可能会持续多年病情稳定，心绞痛发作频率和引起发作的活动量长期不变，含服硝酸甘油效果较好。这是因为动脉粥样硬化斑块含胆固醇少，不易形成血栓堵塞血管，动脉狭窄程度比较固定。但如果冠心病二级预防做得不好，危险因素没有得到很好的控制，稳定型心绞痛就可能会发展为不稳定型心绞痛。而不稳定型心绞痛是介于稳定型心绞痛和心肌梗死之间的一种临床病变。

不稳定型心绞痛的特点是：劳累时可无心绞痛发作，患者多在完全休息状态发生心绞痛。发作时间常在后半夜或清晨，发作时限较长，呈进行性加重。发作时，心电图有明显改变，缺血区ST段压低。或新出现的心绞痛；或原来的心绞痛发作诱因、频率、程度、时间等变化加重。

一旦出现这些表现，说明离发展为心肌梗死就不远了，必须立即采取措施制止病变进一步恶化，防止心肌梗死的发生。

6. 什么是急性冠状动脉综合征

急性冠脉综合征是一组冠状动脉粥样硬化斑块破裂、血栓形成或血管痉挛而致的急性或亚急性心肌缺血的临床综合征，包括不稳定型心绞痛、急性心肌梗死及心脏缺血性猝死。急性冠脉综合征占冠心病的30%左右，是临床常见心血管急症，也是造成急性死亡的重要原因。

急性冠脉综合征临床表现差异很大，冠脉临床事件发生的严重程度与斑块破裂、血栓形成的程度、部位、完全闭塞所需的时间以及周围的血流有关。

急性冠脉综合征根据心电图表现分为ST段抬高型和非ST段抬高型，其中非ST段抬高型又分为不稳定型心绞痛和非ST段抬高心梗，而ST段抬高型主要是指急性心肌梗死。两者在病理生理上的差异可能在于：非ST段抬高型病理生理基础为血栓不完全堵塞动脉或微栓塞，主要是以血小板为主的白色血栓，而ST段抬高型则为血栓完全阻塞动脉血管，是以红细胞为主的红色血栓。

两者在临床表现和治疗策略上有区别。对于ST段抬高急性心肌梗死，必须紧急进行梗死动脉的再灌注，采用抗栓、溶栓和（或）冠脉介入治疗。如今，医学上倡导"绿色通道"，即争分夺秒，抢救心肌，抢救生命，进一步提高急性心肌梗死抢救成功率，减少病死率，提高患者生存质量。不稳定心绞痛和非ST段抬高心梗，不适宜溶栓治疗，主张积极抗栓、抗凝、抗缺血治疗和（或）冠脉介入治疗，以防止病情演变成ST段抬高性心梗。

7. 什么是心源性猝死

心源性猝死系指由于各种心脏原因所致的突然死亡。可发生于原来有或无心脏病的患者中，常无任何危及生命的前期表现，突然意识丧失，在急性症状出现后1小时内死亡，但也有主张在2～3小时或6小时以内突然死亡者亦归属心源性猝死。属非外伤性自然死亡，特征为出乎意料的迅速死亡。

统计表明，91%以上的心源性猝死是心律失常所致，而某些非心电意外的情况如心脏破裂、肺栓塞等亦可于1小时内迅速死亡，但其发生机制及防治则与心律失常性猝死相异。

心脏性猝死可发生于多种心脏病，但以冠状动脉硬化性心脏病为最多见，其中有一部分是急性心肌梗死；大部分虽无新发生的心肌梗死，但有冠状动脉狭窄。对心脏性猝死的研究目前还处于初步阶段，一般认为发生猝死的基础是由于心肌缺血，或其他原因造成的心肌电不稳定，从而引起心室纤维性颤动，很快造成死亡。少数是引起心室停顿，而导致死亡。

虽然猝死的原因我们有所了解，但实际上猝死的自然性、突然性和意外性却是不容忽视。这是因为心源性猝死的死亡表现不一。有的人虽有急性症状，但很轻微，竟在周围人未加注意时意外死亡；有的人虽有慢性病症状，但在毫无死亡预兆的情况下突然死去；也有的死者生前外表好似很健康，完全没有任何疾病感觉或不适，几乎不经过濒死期而猝然死去；甚至有人临睡前还如平常谈笑风生，却在夜间意外死亡。凡此均可见于心源性猝死。

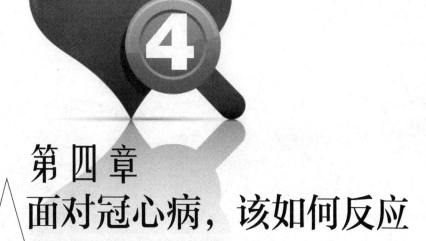

第四章
面对冠心病，该如何反应

冠心病急性发作，患者突然剧烈胸痛，大汗淋漓，甚至突然心跳呼吸停止。遇到这种突发情况，家属首先要镇定，千万不能手忙脚乱，甚至对患者实施一些错误的急救措施。

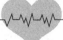

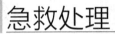

一

急救处理

1. 冠心病发作有哪些先兆

　　冠心病最典型的症状就是胸痛，但是有些患者的冠心病发病症状往往容易被人忽略或者是当成其他疾病治疗，耽误了治疗的好时机。那么，冠心病发作有哪些先兆呢？

　　劳累或紧张时突然出现胸骨后或左胸部疼痛，伴有出汗或疼痛放射到肩、手臂或颈部；体力活动时有心慌、气短、疲劳和呼吸困难感；饱餐、寒冷时感到心悸、胸痛；在上楼或爬山时，比以前感到胸闷、心悸、呼吸不畅；晚间睡眠枕头低时，感到憋气；熟睡或噩梦过程中突然清醒，感到心悸、胸闷、呼吸不畅，需要坐起后才好转；反复出现脉搏不齐，过速或过缓等。只要出现以上先兆症状，就应该及时就医并采取相应的治疗措施。

　　有些冠心病患者会出现消化不良的症状，但是如果患者之前有胃病的病史，就很容易把胃病与心脏病引起的胃部不适混为一谈。心脏病引起的胃痛与一般的胃病是不同的，它主要是出现憋闷、胀满等感觉，很少会出现绞痛和剧痛，压痛也不常有，患者有时还伴有钝痛、火辣辣的灼热感及恶心欲吐感，大便后虽会有一些缓解，但不适的感觉不会完全消失。

　　有些冠心病患者会出现下颌骨两侧疼痛的症状，有时这种疼痛还会扩散到颈部一侧或双侧，有时患者的前臂和肩膀也会出现疼痛的感觉，患者举手抬臂都很困难。疼痛一般为钝痛，而不是剧痛，也不会扩散到腕部和手指，通常仅限于前臂内侧，这个一定要和颈椎病相鉴别。有些心脏病患者除了常见的症状外，还会出现呼吸急促、喘不过气来的现象，休息几分钟的话，呼吸会恢复正常，这种喘息常常被人忽视，尤其是患有肺病老年人，更易被忽视。

值得注意的是，冠心病患者还会出现严重疲劳的感觉，而这种疲劳并不局限于身体的某个部位，而是全身性的。专家提醒，如果出现前所未有的严重疲劳感觉，应立即上医院进行心脑血管检查。

2. 发生急性心肌梗死后怎么办

急性心肌梗死是由于冠状动脉粥样硬化、血栓形成或冠状动脉持续痉挛，引起冠状动脉或分支闭塞，引起心肌因持久缺血缺氧而发生坏死。此病是一突发危险的急症，但在发作时多会发生各种先兆症状。

当急性心肌梗死时，患者自觉胸骨下或心前区剧烈而持久的疼痛，伴随面色苍白、心慌、气促和出冷汗等症状，若身边无救助者，患者本人应立刻呼吸然后用力咳嗽，其所产生胸压和震动，与心肺复苏中胸外心脏推拿效果相同，此时用力咳嗽可为后续治疗赢得时间，是有效的自救方法。医学表明，在心肌梗死发生的最初几小时是最危险的时期，而此时慌乱搬动、背负或扶持患者委曲行走去医院，都会加重心脏负担使心肌梗死的范围扩大，甚至引起患者死亡。

因此，急救时患者应保持镇静的情绪，家人或救助者更不要惊慌，应就地抢救，让患者慢慢躺下休息，尽量减少其不必要的体位变更。并立刻给予硝酸甘油或丹参滴丸等舌下含服，并呼唤救护车或医生前来抢救。

在等待期间，如患者发生面色苍白、手足湿冷、心跳加快等情况，

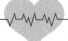

多表示已发生休克，此时可使患者平卧，足部稍垫高，去掉枕头以改善大脑缺血状况。如患者已昏迷，心脏忽然停止跳动，家人不可将其抱起晃动呼唤，而应立刻采用拳击心前区使之复跳的急救方法。若无效，则立刻进行胸外心脏按压和口对口人工呼吸，直到医生到来。

3. 急性心肌梗死的治疗原则是什么

急性心肌梗死的治疗原则是保护和维持心脏功能，挽救濒死的心肌，防止梗死面积的扩大，缩小心肌缺血范围，及时处理严重心律失常、泵衰竭和各种并发症，防止猝死。通过急性心肌梗死的治疗使患者不但能渡过急性期，而且康复后还能保存有尽可能多的心肌，维持较有效的生活。

急性心肌梗死的治疗，临床处理应包括以下几个方面：及时而积极地治疗急性心肌梗死的前驱症状；入院前的处理；急性心肌梗死的监护和一般治疗；抗血小板和抗凝治疗；限制梗死面积和早期再灌注治疗；增加和改善侧支循环的治疗；急性心肌梗死并发症的治疗；调节血脂和防治梗死后心肌重构。

（1）前驱症状的治疗：前驱症状的出现可能为濒临心肌梗死的表现，此时宜建议患者住院，及时而积极地按治疗不稳定型心绞痛的措施处理，可减少这些患者发生急性心肌梗死的机会。

（2）入院前的处理：急性心肌梗死患者约2/3的死亡发生在院外，而且通常死于心室颤动，因此，缩短起病至住院之间的这一段时间，并在这期间进行积极的治疗，对挽救这部分患者的生命有重要意义。对病情严重的患者，发病后宜就地进行抢救，待患者情况稳定允许转院时才转送医院继续治疗。转送患者的救护车上，应配备心电监护和必要的抢救设备，以便在运送途中也能继续监护病情的变化并及时进行处理，安全送入医院进行急性心肌梗死的治疗。

住院前的诊治效果取决于几个因素，包括：及时除颤；早期解除疼痛和稳定患者的情绪；降低自主神经系统的过度活动和消除致命性心律失常，如室速、室颤等。但是，此时的急性心肌梗死的治疗措施不应影响迅速转送患者到医院。

4. 急性心肌梗死时一般会进行哪些检查和治疗

急性心肌梗死时一般会进行如下检查：

（1）心电图。急性心肌梗死时，心电图会呈现如下特征性改变：

①在面向心肌坏死区的导联上出现宽而深的Q波。

②在面向坏死区周围心肌损伤区的导联上出现ST段抬高呈弓背向上型。

③在面向损伤区周围心肌缺血区的导联上出现T波。

（2）超声心动图。

（3）放射性核素检查。

（4）血液检查。

①血象：起病24～48小时后白细胞可增至10×10^9～20×10^9/L（10000～20000/μL），中性粒细胞增多，嗜酸粒细胞减少或消失，红细胞沉降率加快，均可持续1～3周。

②肌钙蛋白升高：肌钙蛋白I在心梗后5～7天才能恢复正常，肌钙蛋白T则需10～14天才能恢复正常。

③血清酶：血清心肌酶升高。肌酸磷酸激酶（CPK）在6～8小时开始升高，24小时达最高峰。2～3日下降至正常。

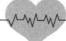

急性心肌梗死时一般会进行如下治疗：

（1）监护和一般治疗：包括监护、卧床休息及吸氧。

（2）对症处理

①解除疼痛：应尽早解除疼痛，一般可肌注杜冷丁或吗啡。为避免恶心呕吐可同时给予阿托品肌注。

②控制休克：有条件者应进行血流动力学监测，根据中心静脉压、肺毛细血管楔嵌压判定休克的原因，给予针对性治疗。

③消除心律失常：心律失常是引起病情加重及死亡的重要原因，应予消除。

④治疗心力衰竭：严格休息、镇痛或吸氧外，可先用利尿剂，常有效而安全。

（3）尽快开通罪犯血管，挽救濒死心肌，缩小梗死范围：可运用冠状动脉支架植入术或冠状动脉搭桥术来急救处理。

5. 家人如何对患者进行心肺复苏

冠心病急性发作时，需要及时合理的现场急救，必要时还需做心肺复苏。特别是冠心病患者一旦发生心脏性猝死，在场的人员必须立即给予及时抢救，患者才有起死回生的希望，若超过6分钟仍未施行有效的心肺复苏，患者将失去生存的可能。那么，冠心病现场急救应如何做心肺复苏呢？

首先，在请人向急救中心呼救的同时，应立即使患者仰卧在木板上。然后，按以下步骤进行抢救：

（1）打开气道

由于猝死者舌根向后坠落，不同程度地堵塞了气道入口处，因此首先要给患者通畅气道。目前国际上通用仰头举颏法，方法是急救者位于患者一侧，用一只手置于患者的前额，用力往下压，另一手的食、中指放置于患者下颏（下巴），用力往上举，使患者气道充分打开。

（2）人工呼吸

此时猝死者肺脏已塌陷，故第一次需用力吹两口气，观察到胸腹部有起伏即可。然后每分钟吹气12～16次。注意吹气时应捏闭患者鼻孔，并口对口密封。由于急救者吹出的气中18%是氧气（大气中含21%的氧），只要吹气正确，可使患者得到充分的氧。

（3）胸外心脏按压

用拳头有节奏地用力叩击其胸前左乳头内侧（心脏部位），连续叩击2～3次。拳头抬起时离胸部20～30厘米，以掌握叩击的力量。叩击后，心脏受到刺激，有时能恢复自主心跳，若脉搏仍未恢复应立即进行下一步抢救，即用人工的方法使心脏跳动，让流动的血液把肺部的氧送至大脑和其他重要脏器。急救者可用一手掌根放置于患者的胸骨中下1/3处，另一手掌根重叠于前一手背上，然后两手臂绷直，用腰部的力量向下按压，深度为4～5厘米。频率为每分钟100次。

以上就是平时所称的心肺复苏术。如果单人操作，则以30∶2进行，即30次胸外心脏按压和2次人工呼吸交替进行；如果是双人操作则以15∶2比例交替进行，即15次胸外心脏按压和2次人工呼吸交替进行。如果不能熟练地进行人工呼吸，必须不间断地做胸外心脏按压，不能随意停止，一直要坚持到救护车到达，及时把急救的"接力棒"传给随车医生，则可望大大地提高猝死者的生存率。

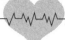

6. 冠心病患者家庭急救药箱

冠心病的急救药是根据冠心病患者易发生心绞痛、心律失常等并发症而配制的，这些药在冠心病发作时服下后迅速见效，从而第一时间保障了患者的生命安全。那么，家庭小药箱该常备哪些急救药呢？

急救药盒通常有硝酸甘油片、安定片、亚硝酸异戊酯安瓿等，现根据其药理作用及疗效出现的快慢介绍如下。

硝酸甘油的使用已有百年以上，至今仍不失为治疗心绞痛的首选药物。每逢发病，立即取0.5mg硝酸甘油1片放在舌下含化，初次应用，先含1片，以观察其敏感性和副反应。由于舌下毛细血管十分丰富，吸收很快，一般2~5分钟即可见效，且能维持30分钟左右。

安定具有镇静、催眠与抗焦虑、抗惊厥及松弛肌肉等功效，每次口服2.5~5mg，服后可有嗜睡、便秘等反应。老年人用量酌减。孕妇忌用，青光眼及重症肌无力的患者禁用。服该药后应戒除烟酒。

亚硝酸异戊酯又称亚硝戊酯，具有扩张冠状动脉及周围血管的作用，起效最快，但维持时间较短。当心绞痛急性发作或用硝酸甘油无效时，可将其小安瓿（每支0.5mL）裹在自备手帕内拍破，置鼻孔处吸入。它的注意事项与硝酸甘油相似。

综上所述，硝酸甘油主要用于心绞痛急性发作，若未见效，可重复应用，或改用亚硝酸异戊酯。若心绞痛急性发作，伴有室性心律失常或心情烦躁，则将硝酸甘油与安定合用为佳，最不宜连续大量使用，以免中毒。

冠心病急救药应让患者随身携带，以备急用，用毕旋紧瓶盖，严格按有效期及时更换，若患者感到药物愈用愈不灵了，说明机体对药物已产生耐受性，可改用其他抗心绞痛药物，如消心痛、丹参滴丸、冠心苏合丸、救心丹、麝香保心丸等，也可交替使用。

二 药物治疗

1. 冠心病的治疗方法有哪些，如何选择

治疗冠心病的方法主要有药物治疗、介入性治疗和外科手术治疗即冠脉搭桥术三种。

（1）药物治疗：是冠心病治疗的重要手段，也是最基本的方法，即使选择介入治疗或手术治疗的患者，也需同时接受药物治疗以控制冠心病的危险因素、改善预后和治疗不完全血运重建后的残余缺血。

（2）介入治疗：经皮冠状动脉介入治疗是指在影像系统的支持下，借助相关器械和材料，应用导管介入技术，消除或减轻自体冠状动脉或桥血管的狭窄或堵塞，重建心脏血运，改善心肌供血的一组经皮介入治疗技术，目前经皮冠状动脉介入治疗主要涉及PTCA和冠状动脉内支架植入，其他介入技术很少应用。

（3）冠状动脉旁路移植术（又称冠脉搭桥术）：冠脉搭桥术是应用取材于自身的血管，绕过冠状动脉的狭窄部位，在主动脉和冠状动脉阻塞部位的远段之间建立起一条血运通道。该技术是当前冠心病外科治疗

的基本术式。

一般来说，单纯药物治疗适合于早期临床症状轻微、冠脉造影狭窄小于50%~70%的轻度冠心病患者，或高龄晚期重症冠心病因存在介入或外科搭桥术禁忌证而没有机会接受手术治疗的患者。

总之，治疗措施的具体选择应根据实际情况而定：

（1）冠心病的类型及临床特征：对于多数稳定型心绞痛患者，首先选择药物治疗，合理规范的药物治疗常常能有效地控制症状，改善预后。对于ST段抬高型急性心肌梗死患者，则不能单纯依靠药物治疗，需要紧急血运重建，开通梗死相关血管。对于病情不稳定的高危急性冠状动脉综合征患者，早期介入治疗可能使患者受益更大。

（2）冠状动脉的病变情况和解剖条件：冠脉狭窄程度70%以下且无缺血证据或病情稳定者，可以选择药物治疗并观察病情变化，如果狭窄大于70%并有心肌缺血的客观证据，常常需要血运重建。经皮冠状动脉介入治疗和冠脉搭桥术这两种血运重建方式的选择取决于冠状动脉的病变情况和解剖条件，绝大多数的病变可以通过经皮冠状动脉介入治疗方式成功和安全地实现血运重建，但是对于病变钙化严重、范围极其弥漫、血管极度迂曲、病变部位特殊或冠脉开口位置异常而介入器具难以到达者，选择冠脉搭桥术会有更高的安全性和手术成功率。而对于心外膜下及终末血管的弥漫性病变，即使狭窄程度严重也无法通过介入治疗和冠状动脉旁路移植实现血运重建，只能接受药物治疗。

（3）患者全身情况及伴发疾病：高龄、近期脑卒中和出血性疾病者，急性心肌梗死时不宜选择溶栓治疗；造影剂过敏者不能做介入治疗；严重的心功能衰竭、肾功能衰竭、肝脏损害和呼吸功能障碍的患者冠状动脉旁路移植手术风险高，宜选择药物治疗或介入治疗。

2. 冠心病患者有哪些常用药物

抗血栓药物

血栓栓塞是动脉粥样硬化进展及并发症的重要因素，急性血栓事件是导致心肌梗死和冠心病死亡的主要原因，抗血栓治疗已经成为冠心病治疗的基石。

①血小板抑制剂：主要包括阿司匹林、ADP受体拮抗剂和血小板膜糖蛋白Ⅱb/Ⅲa受体拮抗剂。

阿司匹林：大量研究证明，阿司匹林对于冠心病中高危人群血管事件的一级预防和冠心病二级预防均具有明显的疗效和极高的性价比。

ADP受体拮抗剂：如果对阿司匹林过敏或不能耐受，可选用ADP受体拮抗剂氯吡格雷或噻氯吡啶替代。

血小板膜糖蛋白Ⅱb/Ⅲa受体拮抗剂：高危的经皮冠状动脉介入治疗者联合应用Ⅱb/Ⅲa受体拮抗剂可进一步获益，目前国内有替罗非班可供选用。

②抗凝药物：包括普通肝素、低分子肝素和直接凝血酶抑制剂等。

普通肝素：仍是目前冠心病急性冠状动脉综合征治疗中广泛应用的抗凝制剂。

低分子肝素：是普通肝素的解聚产物，与普通肝素相比，具有更高的生物利用度，更强的抗因子Ⅹa活性，因而有更强的抗血栓形成的作用。

直接凝血酶抑制剂：主要包括水蛭素、阿加曲班和比伐卢定。

溶栓药物

常用的包括尿激酶、链激酶和重组组织型纤溶酶原激活剂。溶栓药物用于没有溶栓治疗禁忌证的ST段抬高的急性心肌梗死患者，对于非ST

段抬高的急性心肌梗死和其他类型的冠心病患者，溶栓治疗不仅无益反而有害，因此只能抗栓而不溶栓。

抗缺血药物

①硝酸酯制剂：可以用于控制缺血发作或预防发作。可与改善预后的药物如β-受体阻滞剂和血管紧张素转化酶抑制剂（ACEI）联合用药。

②β-受体阻滞剂：阻断拟交感胺对心率和心脏收缩的刺激作用，减慢心率降低血压，减缓心肌收缩力，降低耗氧量，缓解心绞痛。

本类药物可与硝酸酯类或钙拮抗剂合用，有协同作用。停用本类药物时应逐渐减量。

③钙拮抗剂：包括二氢吡啶类和非二氢吡啶两类。钙拮抗剂主要用于治疗变异性心绞痛和混合性心绞痛以及对β-受体阻滞剂和硝酸酯类治疗反应不好或不能耐受的患者。

他汀类调脂药物

大量研究证明，他汀类药物通过降脂和其他多种机制稳定冠状动脉粥样硬化斑块、阻止病变进展甚至使其逆转，从而改善临床预后，是冠心病治疗的最重要内容之一，对于冠心病患者只要无禁忌证，推荐尽早使用他汀类药物治疗并在出院后继续应用。

血管紧张素转化酶抑制剂（ACEI）

ACEI治疗可以改善冠心病患者的预后，对于冠心病尤其是ST段抬高心肌梗死患者，如果能够耐受ACEI，应该应用这类药物治疗并长期维持。

3. 冠心病患者有哪些用药禁忌

药物治疗是冠心病的基础治疗方法，但是一些治疗冠心病的药物有用药禁忌，值得重视。

（1）伴有青光眼的患者，应慎用或忌用硝酸甘油。

（2）伴有低血压、心动过缓、肺心病、慢性支气管炎、心功能不全、哮喘等的冠心病患者，忌用心得安。因为心得安可引起血压下降，使支气管平滑肌发生痉挛。

（3）忌在站立时含药。在心绞痛发作时，应立即在舌下含服1片硝酸甘油或数粒速效救心丸。在含药时，应靠坐在宽大的椅子上，而不应站立，以免发生晕厥。

（4）忌随意联合用药。临床研究发现，如果冠心病患者同时服用心得安与异搏定，可发生心动过缓、低血压、心衰，严重者可发生心脏骤停。如果同时服用洋地黄和异搏定，可发生猝死。

（5）心动过速者忌用心宝，心动过缓者忌服活心丸。

（6）长期服用心得安的冠心病患者，不可突然停药，否则可加重病情，甚至发生心肌梗死。

（7）忌随意加减用药剂量。有些患者因治病心切，擅自加大用药剂量，结果适得其反。例如硝酸甘油是缓解心绞痛的速效药，个别人因一次含服不见效，就在短时间内连续服好几片乃至10多片，结果不仅疗效不佳，反而还可延误病情。因此，当遇到用药效果不佳时，应及时去医院就诊。

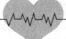

4. 冠心病常用中成药

冠心病是一种临床上的常见病、多发病。有许多中成药在冠心病的防治方面具有良好的功效:

(1)冠心苏合丸。主要成分为苏合香油、檀香、冰片、乳香、青木香、朱砂。本品芳香开窍,理气宽胸、止痛。用法:每次1丸,每日3次。

(2)复方丹参滴丸。主要成分为丹参、三七、冰片。本品活血化瘀,芳香开窍,理气止痛。用法:口服或舌下含服,每次10粒,每日3次。

(3)乐脉冲剂。主要成分为丹参、川芎、赤芍、红花、山楂等。本品行气活血,解郁化瘀,养血通脉。用法:每次3~6克,每日3次。

(4)舒心口服液。本品补益心气,活血化瘀。用法:每次1支,每日3次。

(5)愈风宁心片。主要成分为葛根。具有解痉止痛,增强脑及冠状动脉血流量的作用。用法:每次口服5片,每日3次。

(6)银杏叶片(百路达、天保宁):主要成分为银杏叶浸膏。具有活血化瘀,通脉舒络功效。用法:每次口服1片,每日3次。

(7)地奥心血康。主要成分为甾体总皂苷。本品活血化瘀,行气止痛,扩张冠状动脉,改善心肌缺血。用法:每次1~2粒,每日3次。

(8)活心丸。主要成分为麝香、蟾酥、人参浸膏、灵脂浸膏、牛黄、冰片、附子、红花、熊胆、珍珠。具有活血化瘀,益气强心作用。用法:每次1~2丸,每日1~3次,温开水送服。

(9)补心气口服液。主要成分为黄芪。具有补益心气,理气止痛作用。用法:每次1支,每日3次。

（10）生脉胶囊。主要成分为党参、麦冬、五味子。具有益气复脉，养阴生津作用。用法：每次口服3粒，每日2次。

三 介入手术治疗

1. 冠心病介入治疗是怎么回事

我们通常所说的冠心病的介入治疗，医学上称为"经皮冠状动脉介入治疗"。这包括经皮冠状动脉成形术、冠状动脉支架置入术、冠状动脉斑块旋磨术、激光血管成形术等技术。

国际上于1977年首先将经皮冠状动脉成形术应用于临床。我国在1984年开始进行第一例经皮冠状动脉成形术。20多年来，我国冠心病介入治疗技术得到了突飞猛进的发展，冠心病介入治疗技术由于简便、安全、无痛苦、住院时间短等优点，已经成为广大冠心病患者乐于接受的治疗技术。

经皮冠状动脉成形技术是冠心病介入治疗的基本技术。这是指用经皮穿刺的方法（穿刺大腿窝部的股动脉或手腕部的桡动脉部位），将带有球囊的扩张管插入到冠状动脉狭窄部位，然后充气加压，使球囊扩张，通过对冠状动脉壁上粥样斑块的机械挤压及牵张作用，使狭窄血管腔扩张，减少血管狭窄的程度，增加冠脉血流量，改善局部心肌血液供应，从而使心肌缺血引起的各种症状如胸痛和/或胸闷减轻或消失，达到治疗的目的。

2. 冠状动脉植入支架的成功率有多高

冠状动脉支架植入术是一种微创的冠状动脉狭窄支撑手术，对于治疗冠心病患者有很好的疗效。

首先，从临床经验来看，其实只要把握好适应证，在有资质的医院，由有经验的医生进行操作，冠状动脉支架植入术的成功率非常高，手术效果好。

其次，只要是手术自然会有一定的风险，所以并不是百分之一百的冠状动脉支架植入术都会很成功，究其失败的原因主要是术后并发症导致支架内血栓形成或再狭窄。不过，如果术后处理得当，并发症是可以大大减少的。

因此，对于那些医生明确建议行冠状动脉支架植入术的患者，还是应该及早考虑医生的建议，以免延误病情。

3. 冠状动脉植入支架后还需要哪些治疗

冠状动脉支架植入术虽然是冠心病的有效治疗手段之一，但是，患者术后仍需继续以下辅助治疗：

（1）出院后一个月内动作要轻，行走要缓，避免动作过大，经股动脉手术者要避免频繁下蹲、久蹲、抬腿等挤压伤口的动作，经手臂桡动脉或肱动脉手术者要避免上肢过度弯曲、提重物等动作。

（2）要遵照医嘱按时服用抗凝、抗血小板凝集、扩血管及降血脂药物，防止术后再狭窄的发生，并注意自我观察，如发现皮肤或胃肠道出血、疲乏无力等症状，应尽快去医院就诊。

（3）保持良好心态，避免情绪激动，因为情绪激动可诱发冠状动脉痉挛缺血。还要养成良好生活习惯，低脂饮食，适当运动，控制体重。术后每个月复查一次血糖、血脂、血黏度及凝血功能等，使这几项指标都能够保持较好的水平，以减少冠状动脉其他部位出现新的狭窄。

（4）患者术后要绝对戒烟。吸烟会加速血小板凝集，引起心肌缺血，导致支架植入部位内膜再狭窄。

患者出院后一旦发生胸闷、胸痛症状应及时就诊，以防止心肌缺血及心梗的再次发生。出院后半年复查冠脉供血，以便及时发现血管再狭窄情况。

4. 哪些人应考虑进行冠状动脉支架植入术

临床研究证明，如果存在以下情况，就应该考虑冠状动脉支架植入术：

（1）单支冠状动脉严重狭窄，有明显的心肌缺血情况，病变面积较大。

（2）多支冠状动脉病变，但病变较局限。

（3）近期内有完全闭塞的血管，血管供应区内有存活心肌，远端可见侧支循环。

（4）左心室功能严重减退。

（5）冠状动脉搭桥术后心绞痛。

（6）经皮腔内冠状动脉成形术后再狭窄。

另外，如果经冠状动脉支架植入术后出现一些病变，如严重钙化性病变、多处或弥漫性狭窄及冠状动脉完全闭塞，患者需要长期服用抗凝血药物时，应考虑通过外科手术治疗。

5. 冠状动脉支架植入术会有什么风险

作为一种成熟的治疗措施，冠状动脉支架植入术往往能收到良好的疗效。但是，一切的手术都是有风险的。

首先，冠状动脉支架植入术前所做的冠状动脉造影本身就有一定风险，比如造影剂过敏。另外，术后的肾脏功能不全，冠状动脉穿孔、破裂，急性冠状动脉阻塞，术中发生的迷走神经反射，动脉穿刺部位的血肿，动静脉瘘等，这些都是可能存在的风险。支架植入术后也可以发生再次闭塞，甚至支架脱落、心脏骤停等情况，也可能因为抗凝剂和抗血小板制剂引起大出血等。

冠状动脉支架植入术的风险虽然有这么多，但是，实际上临床上最多见的问题就是局部血肿和迷走神经反射，严重的并发症是极为罕见的。

四 外科手术治疗

1. 冠状动脉搭桥术是如何实施的

冠状动脉搭桥术就是在冠状动脉狭窄的近端和远端之间建立一条通道，使血液绕过狭窄部位而到达远端，犹如一座桥梁使公路跨过山壑江河畅通无阻一样，不同的是所用材料不是钢筋水泥，而是自身的大隐静脉、乳内动脉、胃网膜右动脉、桡动脉、腹壁下动脉等。

具体来说，就是取一段自身的正常血管，吻合在升主动脉和冠状动脉狭窄病变远端之间，进而让心脏搏出的血从主动脉经过所架的血管桥，流向因引起狭窄或梗阻的冠状动脉远端而到达缺血的心肌，从而改善心肌的缺血、缺氧状态，达到解除心绞痛、改善生活质量、防止严重并发症的目的。这种心肌血运的重建术，叫作冠状动脉搭桥术。

2. 哪些人应做冠状动脉搭桥术

具有以下适应证，需要考虑冠状动脉搭桥术：

（1）无症状或有轻度心绞痛，但冠状动脉造影显示有明显的左主干病变（狭窄程度大于50%）；相当于左主干病变的前降支和回旋支近端狭窄大于等于70%；或三支血管病变的患者尤其是左室功能不正常（射血分数——EF小于50%）。

（2）稳定型心绞痛患者冠状动脉造影显示有明显的左主干病变，或相当于左主干病变的前降支和左回旋支近端狭窄大于等于70%；三支病变者伴左心室射血分数小于50%；二支血管病变伴左前降支近端狭窄和左心室射血分数小于50%；或无创检查证实有心肌缺血或内科药物治疗无效。

（3）不稳定型心绞痛或有非Q波心梗患者内科治疗无效；或冠状动脉造影显示有明显的左主干病变；或左前降支和回旋支近端狭窄大于等于70%。

（4）左心功能低下的冠心病患者，冠状动脉造影显示有明显的左主干病变或左前降支和回旋支近端狭窄大于等于70%；或伴有左前降支近端病变的二支或三支血管病变者。

（5）有严重室性心律紊乱伴左主干病变或三支血管病变的患者。

（6）经皮冠状动脉腔内成形术（PTCA）失败后仍有进行性心绞痛

或伴有血流动力学异常者。

（7）冠状动脉搭桥术后内科治疗无效的心绞痛患者。

3. 哪些人不宜进行冠状动脉搭桥术

虽然冠状动脉搭桥手术能明显改善心肌的缺血、缺氧的状态，大大提高患者的生活质量，但是也不是所有的冠心病患者都适合做冠状动脉搭桥手术，以下情况就不适合做该手术：

（1）稳定型心绞痛病人，不合并有前降支近端病变的单支或双支血管病变，且症状轻微或心肌缺血不明显，或存活心肌少者；冠状动脉病变为临界狭窄（50%～60%）且心肌缺血不明显者；冠状动脉狭窄不明显（<50%）者。

（2）ST段抬高的急性心肌梗死病人，有持续胸痛但只存在小面积心肌缺血危险，血流动力学稳定者。

（3）左心室功能不全，没有心肌间断缺血的证据，没有明确证据显示有可血运重建的存活心肌。

（4）患者以心衰为主，心绞痛症状不明显，冠状动脉病变弥漫，左心室射血分数小于25%，心肌细胞广泛坏死，行冠状动脉搭桥术不仅风险大，且手术效果亦差。

（5）有瘢痕或者没有缺血证据的室性心动过速。

（6）经皮腔内冠状动脉成形术失败后没有心肌缺血；或解剖条件不能行血运重建者。

（7）冠心病患者，如合并其他无法治疗的晚期疾病，不适宜接受冠状动脉搭桥术。

4. 冠状动脉搭桥术后如何调养

冠状动脉搭桥术后，为了进一步的康复，需要注意以下几点：

（1）饮食：在接受冠状动脉搭桥手术后的恢复期，通常需要增加蛋白质及维生素的摄入，以促进手术后的尽快康复。减少食盐的摄入能防止或减轻高血压的发生。注意饮食清淡，少吃高脂肪高热量的食品。

（2）锻炼：运动可以改善血液循环，增加肌肉和骨骼的力量。搭桥术后的患者最初可在室内或房子周围走动，走动时要扶着东西。开始行走的速度、步伐以感觉舒适为标准。以后，逐渐加快步伐，以增加心率和呼吸频率。在运动和锻炼的过程中，如果出现胸疼、气短、哮喘和疲劳，应立刻停止，待症状消失后，再以较慢的速度继续活动，循序渐进，逐日增加。如感到心脏突然失控或心跳过快、头晕、乏力、脉搏不规则等症状时，应及时和医生联系。

（3）术后复查：通常情况下，术后1个月应复查一次，如果在家中休息期间，有任何不适应尽早与医院联系。

（4）注意伤口愈合情况：一般情况下手术伤口周围有些麻木、刺痒等感觉属于正常现象。通常搭桥手术下肢会有伤口，并且术后早期手术侧的下肢会有肿胀现象，这些都是正常反应。如果下肢肿胀比较严重，可以在白天就把它垫高，具体办法是找个舒适的地方躺下来，把肿胀的下肢用枕头或其他软的东西垫高，使其高于心脏，这样可以促进血液回流。平时应避免过多的行走或站立，如果出现伤口发红、疼痛、流水甚至脓等现象应立即和医生联系或去医院就诊。

（5）预防感冒：在出院后，应尽量避免吵闹，避免与感冒、咽疼和其他有感染征象的人接触，预防感冒。在身体完全恢复之前，应避免到人群聚集的公共场所。

（6）记录血压和脉搏：养成良好的习惯，每日测量并记录血压和脉搏次数。去医院复诊的时候最好带上记录本，供医生参考。

（7）控制血糖：糖尿病是导致冠心病的一个重要病因，对于糖尿病患者，必须严格控制血糖才能保证良好的远期疗效。

（8）戒烟：吸烟是导致冠心病的另一大元凶。

（9）保持乐观豁达的心态：据研究，A型性格的人更容易得冠心病，也就是说急躁、爱争强好胜的性格对心脏是有坏处的。乐观豁达的心态不但有助于心情更加舒畅，而且有助于血管更加通畅！

五 术后护理

1. 怎样防止冠心病复发

冠心病患者手术治疗固然很重要，但是术后护理也不能掉以轻心。

为了防止复发，除了坚持按时服药外还应该做到：

定期检查

每2～3个月复查一次血压、血糖、血脂、血液黏稠度等。如果指标高于正常范围，患者在半年左右就会面临复发危险，要积极采取相应的治疗措施。

适当运动

患者可以适当运动，但要注意循序渐进。通常可采取相对安全的散步（每次20～30分钟，每周5次），散步时如有累的感觉或脉搏超过110～120次/分钟，立即停止，如果出现胸闷要立即含服硝酸甘油，并停止运动一段时间。

稳定心态

情绪激动可诱发冠状动脉痉挛缺血，因此患者要自觉养成遇事不急不躁、劳逸适度的心理行为习惯。

随身带药

患者要随身带药如硝酸甘油，并随身携带亲属联系电话，以防发生不测时，便于他人抢救。

2. 冠心病患者家中要常备氧气吗

缺血缺氧是冠心病发病机理中的重要一环，因此冠心病患者家中应常备氧气，以备不测。

具体来说，冠心病患者在出现发病先兆或者发病时可以将氧气流量开到2～4升/分钟，用氧气面罩或鼻吸管法吸氧（时间不宜过长），症状得到缓解后将流量调到1～2升/分钟后继续吸氧30～60分钟。

以保健为目的的吸氧可以把时间安排在夜间临睡前、早晨起床后、进食前后或运动前后，流量可以控制在0.5～1.5升/分钟的范围内，吸入时间控制在30分钟左右，一天控制在一个小时以内，吸入时间可根据患者个人条件灵活掌握。

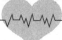
3. 急性心肌梗死患者为什么要卧床休息

急性心肌梗死是由于冠状动脉发生急性闭塞后，心肌因严重缺血发生凝固性坏死，其病理过程为心肌间质充血、水肿，24小时后伴有炎细胞浸润，3~7日后出现肉芽组织，1~2周肉芽组织开始被纤维化组织代替，3~4周肉芽组织基本纤维化，6~8周形成疤痕愈合。肉芽组织是心肌梗死组织修复和愈合过程中一个重要征象。

正是基于心肌梗死的这种病理生理改变，在急性心肌梗死后患者一定要保证充分的休息，在发病早期的一定时间范围内卧床休息对心肌梗死患者的康复有一定益处，休息的时间一般来说需4~8周，但依据梗死面积大小的不同，心脏状态的不同，应不同对待。

安静休息时，基础代谢降低有利于疾病的恢复；卧床休息时心脏负荷减少，促进心肌供氧和耗氧达到平衡，可避免诱发或加重心功能不全；安静时交感神经兴奋性降低，可防止和减少心律失常的发生；此外也可减少和避免由于不适当体力活动而诱发的室壁瘤的发生，甚至心脏破裂。

值得提醒的是，卧床休息并非在床上丝毫不动，在病后2周左右，可在医生的指导下逐渐在床上活动，以后过渡到床下活动。

4. 安装起搏器的患者如何自我保护

安装起搏器的患者在生活中肯定不能和正常人完全一样，需要注意以下几点：

（1）随身携带起搏器担保卡。担保卡上有您的姓名、地址、电话、心脏起搏器型号、起搏方式、起搏频率、植入日期及手术医生联系方式等，如遇到紧急情况时便于别人帮助。

（2）术前没有其他器质性疾病的患者，术后可胜任一般的工作。但有些磁场大的环境可能会干扰起搏器的正常工作，如感到轻微的发热或心跳加速，请立即将设备关闭，心脏起搏器即可恢复正常工作。

（3）生活安排：①术后早期不能做过量的体力活动，以感觉舒服、不过度疲劳为限制。如散步、骑自行车、游泳、轻微的家务劳动。避免剧烈运动和用患侧肢体做暴力活动，以免猛烈拉动导线，造成导线折断。②洗澡水温不要太高或时间不要太长，以免引起心跳加快。

（4）合理地使用家用电器。电吹风及电剃须刀不会影响心脏起搏器，但不要频繁地开关，更不能放置于心脏起搏器之上。电烤箱、吸尘器、电熨斗、电风扇、电视机、电冰箱、洗衣机、食品加工器等也不会影响心脏起搏器，但要确保无漏电，以免有触电危险。

（5）不要把移动电话放在心脏起搏器同侧衣袋内，通话时应尽量用心脏起搏器对侧的耳朵通话，与心脏起搏器的距离应保持在15厘米之外，避免话机对心脏起搏器造成影响。

（6）避免接近强磁场和强电场。电台、电视发射站、雷达探测站、发电机、变压器等均有强磁场和强电场，应绝对禁止接近。安装心脏起搏器后患者可以正常乘坐飞机。

（7）心脏起搏器自检方法：每天起床后立即触摸检查自己的脉搏。活动后自身脉率可能较心脏起搏器基础频率增高。如脉率低于起搏器基础频率，应及时与医生取得联系。

（8）定期随访：在安装心脏起搏器术后必须长期观察和随访，这样对健康和生命才有保障。出院后半年内每1～3个月，到医院随访1次测起搏器功能，情况稳定后每半年随访1次。接近起搏器使用年限时，应缩短随访时间。

5. 冠状动脉搭桥术后如何保护伤口

冠状动脉搭桥手术后的数周内，伤口处会有轻微的发红、疼痛、肿胀，有时甚至会持续几个月，这是正常现象，在一段时间后，症状会消失。但是患者需要对伤口进行一定的保护。

（1）伤口处每日要用清水或抗菌皂冲洗，伤口要用无菌敷料覆盖。术后脚踝部可能会肿胀数星期，可以穿弹力袜或在休息时将患肢抬高，以减轻肿胀。

（2）拆线1周左右，只要伤口愈合良好，可以用清洁的水和肥皂清洗，但是要保持伤口清洁干燥，不要在伤口完全愈合之前游泳和做投掷运动，不要在伤口的局部使用清洁剂、爽身粉等物质。

（3）术后3个月内建议继续绑胸带治疗。做过冠状动脉搭桥术的病人，通常腿部有一切口，在休息或坐位时，应抬高下肢，有利于减轻腿部的不适或肿胀，如果胸部或腿部的伤口感觉不适，可以给予局部热敷15～20分钟，必要时也可以在医生指导下口服一些止痛药物，它们将逐步减轻患者的疼痛。但是如果伤口的疼痛问题一直存在，甚至出现严重的疼痛、红肿以及有分泌物从伤口流出，这可能是出现了感染现象，应尽快到医院就诊。

第五章
养生保健从心开始

《内经》上说：心者，君主之官，神明出焉，主明则下安，主不明则十二官危。故养生必先养心，养心必先养德。

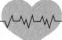

养心始于养德

《内经》上说："心者，君主之官，神明出焉，主明则下安，主不明则十二官危。故养生必先养心，养心必先养德。"

养生始于养德，主要体现在：那些人际关系处理得好，随时随地都乐于做好事，肯牺牲自己利益，肯于助人为乐者，比那些为蝇头小利而争吵不休，为人固执，性格孤僻，斤斤计较的人，死亡率低2.5倍。

良好的心理和精神能促进体内分泌更多的有益激素、酶类和乙酰胆碱等，这些物质能把血液的流量、神经细胞的兴奋调节到最佳状态，使心脏和血管保持良好的功能。

古人讲得好：适者有寿。这四个字概括了生理的、心理的、心灵的、人际关系的至高境界，是科学发展观在健康观念上的体现。真正的快乐只有15%与财富有关，并且主要表现在财富的早期增加阶段，另外85%的快乐并不是来自物质和感官享受，而是来自心灵、精神层面诸如生活态度、观念、意志、友情、家庭、人际关系等方面，这就涉及"物质永远不会人人平等，但生活快乐可以人人平等的人生本质问题"。

另外，中医理论体系注重天人合一，注重养心养德，而现在的养生，大部分以食疗养生为主，不重视精神养生，专家指出："养生最重要的是养心，养心最重要的是养德，一生淡泊养心机，这是一个很高的精神境界。"

中医讲，人有七情。喜、怒、忧、思、悲、恐、惊，这是人的七种情志。七情是人体对外界客观事物的不同反映，是生命活动的正常现象，不会使人发病。但是情志过度，超过了正常的生理活动范围，而又不能适应时，人体脏腑气血功能就会紊乱，此时就会导致疾病的发生，也就是中医所说的"内伤七情"或者"七情内伤"。中医又说："人有五脏化五气，以生喜怒悲忧恐……怒伤肝、喜伤心、思伤脾、忧伤肺、恐伤肾。"

家庭和睦，社会和谐，国家安定，养生才能有更好的环境，生活要与不如自己的人看齐，成就要向比自己强的人看齐，这样的心态，这样的处世之道，才有利于养心养德。

二 调心神

1. 静以养心

三国时期的诸葛亮在《诫子书》中有这样一句名言："非淡泊无以明志，非宁静无以致远。"这句话的大意是，没有恬静寡欲的修养，就不会有明确的志向；没有宁静的心态，就无法达到远大的目标。诸葛亮把自己毕生之经验告诉自己的孩子，人生要想成功，就必须学会一个静字。

所谓"静以养心"，是一种精神境界。"静"是一种修养，静不仅可以思考，也可以养性、养心，还可以抗拒外界干扰。纵观历史，大部分有成就的人都善于以静制动！在静思的过程中，对人生重大问题的思考可能会更上一个台阶。

纵观古今，人类在科学探索、事业攀登、人生追求等方面，大凡取得成功者，无不在"静心"中孕育，在"静气"上汲取营养。

静无疑是人生一种至高的境界，是人生一种高贵的品质。文学大师们对静有着极高的体会和悟性。

范仲淹的《岳阳楼记》之所以传诵千古，除了文章所反映的积极有为的主题、思想以外，他对静的描写，简直超越了中国的丹青画和西方的油彩画。"春和景明，波澜不惊，上下天光，一碧万顷；沙鸥翔集，锦鳞游泳；岸芷汀兰，郁郁青青。而或长烟一空，皓月千里，浮光跃金，静影沉璧；渔歌互答，此乐何极！"这幅大自然的美景，是范仲淹赞扬被贬官的滕子京心态特别好，否则，滕子京在极短的时间里也做不出"政通人和、百废俱兴"的政绩来。

又如朱自清的《荷塘月色》："月光如流水一般，静静地泻在这一片叶子和花上。薄薄的青雾浮起在荷塘里。"这"泻"字，再加上"静静地"这个修饰语，就准确地写出月光既像流水一样倾泻，但又绝无声响的幽静。这些对静的描述，把很平淡的文章却写成了美文。

人不养心，身如朽木；人不养生，形如枯骨。心静者神自安，神安者才能倾听不同的声音，接受不同的观点：辨别真假，去伪存真；慧眼料事，毫无矫饰；坦诚透明，思虑清晰；果断睿智，机敏过人。养心贵以静，淡泊宜于性。

2. 怡情养心

我们几乎都有这样的感受：如果情绪不好或者生气发怒时，身体机能如食欲、精神都明显处于低谷，而当我们情绪良好或者开心快乐时，身体的各项机能又能处于巅峰，这是怎么回事呢？二者之间有何关系呢？

《摄生集览》上说"养神为首"，情绪调养当在首位。《文子》上说"太上养神，其次养形，神清意平，百节皆宁，养生之本也。肥肌肤，充腹肠，供嗜欲，养生之末也"，也说明情绪调养的重要性。

现实生活中，一项对我国90岁以上长寿老人的调查结果表明：长寿的主要原因不在物质而在精神。健康从调养情绪入手，就占得了先机。中医认为"形与神俱"。世界卫生组织对于健康的定义：个体在身体上、精神上、社会上的完好状态。这些都说明怡情养心的重要性。

良好的心态、平稳的情绪是健康的第一要素。俗话说得好："千养生，万养生，心理养生是真经；千保健，万保健，心态平衡是关键；吃得好，喝得好，不如心情好。"著名生物学家巴甫洛夫说："一切对人不利的影响中，最能使人短命夭亡的就要算不好的情绪和恶劣的心境，如：忧愁、颓丧……"马克思说："一种美好的心情，比十服良药更能解除生理上的疲惫和痛楚。"

由此可见，情绪和心态决定了身体，我们要想身体健康，除了必不可少的锻炼，良好的情绪和稳定的心态将是第一道关口。

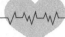

3. 情致养心

对于情致一词，我们首先要有一个认识。何谓情致，南朝·宋·刘义庆《世说新语·文学》有云："其夜清风朗月，闻江渚间估客船上有咏诗声，甚有情致。"黑格尔则认为情致是两个方面的互相渗透：一方面是个体的心情，是具体感性的，是会感动人的，另一方面是价值和理性，可以作为认识。但这两个方面完全结合在一起，不可分离。

纵观古今，人们对于情致的理解大同小异，都寓含兴致、情趣、情味、意趣、风致之意。

人生的情致，来自闲情逸致。日常生活中无处不有闲情逸致在闪现。古代社会上至王公卿贵，下到贩夫走卒，生活中的艺术俯拾皆是——散怀山水、登高望远、搏拊琴笙、煎水烹茗，庭栏花红、寄情笔墨、金石好玩、君子博物，不胜枚举。正如陶渊明的诗句"采菊东篱下，悠然见南山"，这是一种陶冶情操的生活态度。

人生的情致，也来自淡定。淡中交耐久，静里寿延长；扫弃焚香可见清福，养花种竹必自安乐；淡饭粗茶有真味，明窗净几是安居；知事少时烦恼少，识人多处是非多；得点闲眠真可乐，吃些淡味自无忧；淡饭尽堪充一饱，锦衣哪得几千年。守本分而安岁月，凭天性以度春秋。淡泊之人，是雅人，更是高人。

面对生活中的困扰，我们不妨多一分闲情逸致，多一分淡定。如此，自然能达到养心的目的。

4. 和谐养心

和谐的要义是指天人和谐、人际和谐、身心和谐。身心和谐是构建天人和谐、人际和谐的首要基础；天人和谐、人际和谐是构建身心和谐的必要保证。

身心和谐指机体内部的和谐，即身体各脏器之间以及身心之间要和谐相处，各种营养元素、能量等要均匀、协调分配，也包括人与环境的和谐、人与时间的和谐。中国古时候说的"天人合一"也是这个道理。所谓"天"并非指神灵主宰，而是"自然"的代表。"天人合一"是说人和自然在本质上是相通的，故一切人事均应顺乎自然规律，达到人与自然的和谐。老子说："人法地，地法天，天法道，道法自然。"显然，与自然越和谐的生物就越易生存，否则，就易为自然所淘汰，这是生物进化中的自然选择。

所以，养心应讲究和谐，应讲究顺其自然。

天行有道，不为尧存，不为桀亡。生活是物质的、客观的。春来草会青，秋来叶会凋。万物皆有其规律，我们无法强求。古人云，船到桥头自然直，说的也是这个道理！因而面对生活中的一切，都应怀着一种释怀的态度。

怀着释怀之心，顺其自然，得到了不必沾沾自喜，失去了不必耿耿于怀。如此，方能泰山压顶宠辱不惊，不会因世俗沾染不安。

顺其自然，闲看花开花落，坐看云卷云舒。自在如是，养心可成。

5. 调理睡眠

研究表明，睡眠不足会加大患上冠心病的风险。对于已经患上冠心病的人，科学睡眠有助于预防心绞痛、心肌梗死的发生。

科学调理睡眠，应做到以下几点：

（1）适当放松自己。人的睡眠分为生理睡眠和心理睡眠两个阶段。心理睡眠是人的潜意识对睡眠的一种满足感。所以临睡前越放松越好，不要担心自己今天可能还只是睡三四个小时，担心睡眠不足影响第二天的工作和生活。

（2）不要太计较睡眠的量。睡眠量的要求是因人而异的，而且不同年龄的人也不一样。年龄愈小，睡眠量需要愈多，随着年龄的增长，睡眠会逐渐减少。一个人一天并非一定要睡上7～8小时，合理的睡眠量应以能解除疲劳，保持精神愉快，能很好地进行一天的工作与学习为标准。相反，如果对睡眠的量过分计较，常因少睡半小时而心神不定，对"睡个好觉"只能是有害无益。

（3）养成良好饮食习惯。晚餐不要吃得太饱，或空腹睡觉，这两种情况都会影响人的睡眠。临睡前吃点奶制品或喝一杯牛奶有助于睡眠。睡前忌饮大量含酒精的饮料包括啤酒及其他酒类，它们虽然能促使人入睡，但会影响睡眠质量。此外，含咖啡因的饮料，如咖啡、茶、可乐饮料及巧克力，因对人的大脑神经能产生兴奋作用，睡前最好不要食用。

（4）创造良好的睡眠环境。枕头和床是保证睡眠的重要条件，为了预防失眠，最好选择木板床，枕头的高度要适中，科学的枕头高度应为6～9厘米。另外，卧室里也不要摆放滴答作响的闹钟，适合卧室放的是电子钟。不要让床成为学习、工作的场所。躺在床上看书、看报，或谈些兴奋性的话题，会削弱床与睡眠的直接联系。

（5）保持正确的睡姿。最好的姿势是右侧面屈膝而卧，因为这样对心脏的压力最小。冠心病患者本身的心脏功能不好，而夜间又是冠心病的好发时间，因此冠心病患者更应该选择好正确的睡姿。重度心绞痛患者，或冠心病心功能不全的患者，为减轻心脏负担，应该选用头高脚低位，将头部和胸部垫高，这样可以减少流回到心脏的血液，而减少心脏的负担，因此对病情有益。如果使用的是可以摇起的床，那么可以根据患者的感觉适当地将床摇起，一般摇起10°～15°。这样也可以减少冠心病的发病。

三 调血脉

1. 控制血压

众所周知，高血压可以引起多种疾病，对于我们的健康养生来说，控制血压在正常范围内是必须做到的。那么，有哪些控制血压的有效方法呢？

一方面，对于那些已经患有高血压的患者，如果血压略高，可能根本不需要降压药，仅仅从不吸烟、控制饮酒、不暴饮暴食、多吃水果蔬

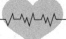

菜、少吃盐、避免过度紧张和保证适当运动方面来调整，就可以让血压降到正常水平了；而那些血压过高（如收缩压达到200mmHg以上）的，以及还合并有其他问题的患者，在无法通过改变生活习惯达到降压目的时，就需要酌情采用药物了。

另一方面，对于血压本来处于正常范围，但是如果不加注意就有可能变成高血压的这一类人群，我们可以采用以下几种自然方法：

（1）多锻炼。每天锻炼30分钟，可显著降低血压，减少降压药剂量。久坐者坚持散步、跑步、游泳或骑自行车等有氧运动可以使收缩压和舒张压分别降低3～5个点和2～3个点。

（2）吃香蕉。香蕉富含钾，有助降血压。高血压患者尤其需要补充钾。成年人每天至少需要补钾4700毫克。一根香蕉大约含钾422毫克。一个带皮烤土豆大约含钾738毫克。另外，橙汁及低脂酸奶也含有大量的钾。

（3）减压。减轻压力可有效降低血压。高血压患者应发现适合自己的解压方式，并坚持练习。

（4）练瑜伽。瑜伽是一种很好的解压方式。印度新德里一项研究发现，瑜伽的呼吸练习可帮助高血压患者降低血压。这与瑜伽调节神经系统、改善心率和消化等身体功能不无关系。

（5）远离咖啡因。高血压患者每天喝咖啡不要超过两杯。过量摄入咖啡因会导致血压上升。

（6）练习打坐。冥想打坐也可以有效解压，降低人体内血清素和肾上腺素等应激激素水平，从而有效降低血压。

2. 降压勿忘调肝

肝主疏泄，调节全身的气血运行，如果肝气郁结无法向外舒发，人体气血运行便会紊乱，进而诱发高血压等。如果血压反复升高，还有中风等心脑血管疾病的危险。所以，预防高血压需要调理肝脏，条畅肝阳。

中医认为荠菜味甘性凉，归肝、脾、肺经，有凉肝明目、利湿通淋、降压止血的功效。荠菜的吃法有多种，如荠菜煮鸡蛋。荠菜还可和芹菜一起煎汤，或切碎后直接泡茶，或凉拌、熬粥、炒菜、包饺子等。

按摩脚底涌泉穴也是降低血压的好方法。涌泉穴是足少阴肾经的起点，位于足心。中医认为，肝木只有在肾水的滋养下才能正常生发，如果肾阴不足，就会引起肝阴不足，肾脏精气不足，肝脏也会受损。涌泉穴位于肾经上，经常按摩能治疗肾病和经脉循行部位的病症，以及与肾相关的肝、脾、肺、心等脏腑病症。

按摩涌泉穴的方法很多，可用指腹在穴位上轻推，也可直接在穴位上轻揉，还可用整个手掌在穴位上擦。按摩时用力要轻，每次四五分钟，早晚各一次，持之以恒能收良效。除了涌泉穴，按摩内关穴（位于内腕横纹上2寸，桡侧腕屈肌腱与掌长肌腱之间）、三阴交穴（位于内踝尖直上3寸凹陷处）、风池穴（位于项后枕骨下两侧凹陷处）、足三里穴（位于外膝眼下3寸处）等穴位也是降压的好方法。

另外，在日常生活中，要保持心情舒畅。《黄帝内经》上记载："百病生于气也，怒则气上。"所以，要学会制怒，保持心态平和，使肝火熄灭，肝气顺畅。还应进行适量运动。春季万物萌发，是体育锻炼的黄金时期。可以多开展一些户外活动，选择动作轻柔的运动方式，像散步、太极拳等，也可以多去野外散步。这样做不仅能使身体吐故纳新、气血顺畅，还能消除抑郁、舒畅心情。

由此可见，降压不仅仅是单一的降压，肝脏的调理同样十分重要，切记，降压勿忘调肝。

3. 促进血液循环

曾有报道称，一老汉坚持游泳而使自身所患的冠心病缓解。内中奥秘在于，游泳能够加速全身的血液循环，增加心脏和脑部的血液供应，改善心脏的血流供应，从而达到改善冠心病病症的效果。因此，促进血液循环是防治冠心病的重要措施。

那么，如何促进血液循环呢？我们来看看以下几个方法：

（1）每天坚持用热水泡脚。最好买个泡脚桶，水温以40℃～50℃为宜，要没过脚踝，浸泡十几分钟。等到双足发红发热了，就说明脚部的血液循环顺畅。建议边泡脚边用手对脚部进行按摩，能够更好地促进血液循环。

（2）平时不干活时，就搓搓双手。十指握紧后再松开，如此反复运动，能够让指尖的末梢循环情况有所改善。

（3）多抽出一点时间进行慢运动，像摆臂走、打太极等等，能够让身体的各个部位都得到运动，加强全身的血液循环。

（4）如果是在冬季，可以多吃一些温补的食品，像羊肉、狗肉等。性温的食品都能增加人体的热量，促进血液循环。

（5）睡眠质量的好坏直接影响着人体的血液循环系统能否正常运

作，因此要注意劳逸结合，养成良好的作息习惯，每天至少要保证8个小时的睡眠时间，有利于身体养精蓄锐。

（6）平时多吃一些富含维生素E的食物，如坚果、紫甘蓝、红薯等，因为维生素E具有扩张血管、改善肢体末梢血管微循环的作用。

4. 预防血栓形成

血栓形成是冠心病的主要病因。预防血栓的形成，对于防治冠心病有着重要的影响。因此，我们应做到防患于未然，积极预防血栓形成，将冠心病扼杀在萌芽阶段。

以下介绍几种预防血栓形成的方法：

（1）限制脂肪摄入量。每日膳食中要减少总的脂肪量，烹调时不用动物油，而用植物油，如豆油、花生油、玉米油等，要限制饮食中的胆固醇，每日应在300毫克以内，相当于每周可吃3个蛋黄。

（2）控制总热量。如果膳食中控制了总脂肪的摄入，血脂是会下降的。

（3）适量增加蛋白质。由于膳食中的脂肪量下降，就要适当增加蛋白质。可由瘦肉、去皮禽类提供；可多食鱼类，特别是海鱼；每日要吃一定量的豆制品，如豆腐、豆干，对降低血液胆固醇及血液黏滞有利。

（4）限制精制糖和含糖类的甜食，包括点心、糖果和饮料的摄入。

（5）食盐的用量要小，要采用低盐饮食，每日食盐3克，可在烹调后再加入盐拌匀即可。

（6）注意烹调用料。为了增加食欲，可以在炒菜时加一些醋、番茄酱、芝麻酱。食醋除可以调味外，还可加速脂肪的溶解，促进消化和吸收，芝麻酱含钙量高，经常食用可补充钙。

（7）要经常饮水，尤其在清晨和晚间。这样可以稀释血液，防止血栓的形成。

（8）积极参加体育活动。运动能促进血液循环，使血液稀薄，黏滞性下降，增加高密度脂蛋白，还能促进已沉积在血管壁上的极低密度脂蛋白溶解，使血流通畅，防止动脉硬化。

四 调心气

1. 有氧运动

临床医学实践证明，各种类型的运动均可改善冠心病人的病情，但以有氧运动效果最佳。有氧运动能锻炼心、肺等器官，加速冠状动脉和心肌病变的恢复。不仅如此，坚持做有氧运动，还能把沉积在血管壁上的胆固醇转运出去，从而减轻动脉粥样硬化程度。而且，冠心病人坚持做有氧代谢运动，可提高心脏的应变能力，减少心源性猝死的发生机会。

有氧运动是指人体在氧气充分供应的情况下进行的体育锻炼。即在运动过程中，人体吸入的氧气与需求相等，达到生理上的平衡状态。简单来说，有氧运动是指任何富韵律性的运动，其运动时间较长

（约15分钟或以上），运动强度在中等或中上的程度（最大心率的75%~85%）。

具体来说，是不是"有氧运动"，衡量的标准是心率。对于健康成人来说，心率保持在150次/分钟或以下的运动量为有氧运动，因为此时血液可以供给心肌足够的氧气。因此，它的特点是强度低，有节奏，持续时间较长。而且，有氧运动要求每次锻炼的时间不少于1小时，每周坚持3~5次。这种锻炼，氧气能充分燃烧（即氧化）体内的糖分，还可消耗体内脂肪，增强和改善心肺功能，预防骨质疏松，调节心理和精神状态，是助眠的主要运动方式。

低强度、长时间的运动，基本上都是有氧运动，比如散步、慢跑、长距离慢速游泳、骑自行车、跳舞等。

但是，冠心病患者应该时刻有自我保护意识。比如，开始运动之前，冠心病患者应常规作静息时的心电图；平时静坐过多的职业，应做运动试验，即在蹬车或在活动平板上行走时进行心电图的监测与记录。征得医生的同意后方可实施运动计划。在运动中一旦出现胸闷、胸痛、极度疲乏或其他症状，应立即停止运动，求助于医生。

需要特别提醒的是，对冠心病患者来说，运动时间最好选择在下午，下午运动比较安全。因为心血管病患者在上午6~12时最容易出现缺血损伤和心律失常，若在这段时间从事加重心脏负荷的运动，自然更易发生意外。

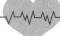

2. 合理食疗

冠心病的发生与高血压病、精神过度紧张、缺少体力活动、体形肥胖以及血脂代谢紊乱有关。因此，冠心病患者在病情稳定的基础上，生活要规律，每天应有适当的体力活动，以促进新陈代谢，增强体力，提高心脏功能，减少冠心病的危险因素。此外，心情愉快，情绪乐观，合理调配营养与饮食，坚持中西药治疗，所有这些措施，对预防和治疗冠心病都有一定的积极意义。

综上所述，冠心病患者适宜选择的食物有：

（1）含纤维素较多的碳水化合物（如粳米、小米、玉米）、豆类及大豆制品。

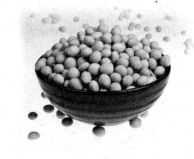

（2）富含维生素C和维生素P的新鲜蔬菜和水果（如小白菜、油菜、西红柿、大枣、橘子、柠檬）。

（3）含维生素E多的食物（如酸奶、鸡蛋清、鱼）及高蛋白低脂肪食物（瘦猪肉、牛肉）等等。

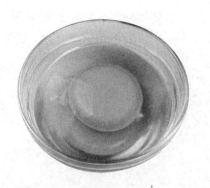

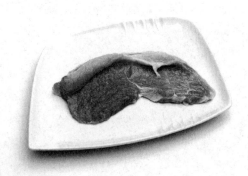

近年来研究表明，葱蒜中所含挥发油可预防冠心病，也应适当摄取。还有一些食物有降脂作用，作为辅助治疗也可选择，如：鲜蘑菇、黄花鱼、韭菜、芹菜、茄子、黑木耳、核桃仁以及一些菌藻类和豆类食品。

冠心病患者应该少吃或不吃的食品有：

（1）含脂肪高的食物：如肥肉。

（2）含胆固醇高的食物：如动物内脏、猪皮、蟹黄、全脂奶类、腊肉及水产品中的螺、鱿鱼等。

（3）含糖量高和热量高的食物：如冰淇淋、巧克力、奶油、蔗糖、蜂蜜等。

（4）刺激性的食物：如辣椒、胡椒、芥末、白酒、浓茶等。最后，还应适当限制食盐的摄入量，每天应少于5克。

另外，介绍几个经济有效、简便易学的食疗验方，冠心病患者在家中不妨试一试：

山楂荷叶葱白粥

将山楂25克洗净去核，荷叶25克洗净切成小块，葱白10克切末与粳米50克加水熬粥。适用于痰湿阻遏胸阳的患者。

扁豆山楂韭菜汤

将白扁豆20克切段，山楂30克去核，韭菜30克切段，加入红糖调匀，加500克水煮沸后改小火炖至扁豆烂熟即可。每日服1次，对脾虚湿盛的患者颇为有效。

玉米粉粥

用水把玉米粉调成糊，然后兑入10克粳米中同煮，每天喝1次，对冠心病、高血压、高血脂、心肌梗死的患者都适用。

芹菜蜜汁

将鲜芹菜去根，切碎捣烂取汁，加蜂蜜或糖浆，加热后服用，每次50毫升，每天3次，可以降低血清胆固醇。

葱香肉丝

洋葱去外皮，洗净切丝，加瘦肉50克，木耳100克，待油烧开后下肉丝、洋葱丝、木耳，煸炒。不仅味道好，操作也简单，可经常食用，适用于冠心病、高血压、高血脂患者，还有预防心肌梗死的功能。

3. 提高氧含量及肺活量

冠心病发病的原因就是血管狭窄引起的心肌缺血缺氧所致，所以，提高体内氧含量及肺活量对冠心病的防治有重大意义。

提高氧含量及肺活量，有氧运动大有裨益。此外，间断吸氧也能增加患者的供血供氧，改善缺血情况。

冠心病患者在出现发病先兆或者发病时可以吸氧，将氧气流量开到2～4升/分钟，用氧气面罩或鼻吸管法吸氧（时间不宜过长），症状得到缓解后将流量调到1～2升/分钟后继续吸氧30～60分钟。

以保健为目的的吸氧可以把时间安排在夜间临睡前、早晨起床后、进食前后或运动前后，流量可以控制在0.5～1.5升/分钟的范围内，吸入时间控制在30分钟左右，一天控制在一个小时以内，吸入时间可根据患者个人条件灵活掌握。

第六章
冠心病的家庭保健

　　冠心病患者在病情稳定的基础上，生活要规律，每天应有适当的体力活动，以促进新陈代谢，增强体力，提高心脏功能，减少冠心病的危险因素。此外，心情愉快，情绪乐观，合理调配营养与饮食，坚持中西药治疗，所有这些措施，对预防和治疗冠心病都有一定的积极意义。

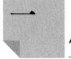

健脾疏肝降血脂

1. 起居饮食生活方式

起居饮食是冠心病患者家庭保健的一项重要内容，应引起重视。

室内外温差不宜过大：室内外温差以不超过5℃～8℃为宜，因为忽冷忽热，容易引起外周血管收缩，回心血流量明显增加，从而加大心脏的负荷。

睡眠要充足：冠心病患者睡眠不足时，就会引起交感神经系统亢进，分泌肾上腺素引起心跳加快，心机耗氧量增加，从而导致心血管疾病。

运动要适度：冠心病患者要锻炼适度，使供血量和需血量相平衡。超负荷运动极易导致心脑血管急剧缺血、缺氧，可能造成急性心肌梗死或脑梗死。

多喝水：出汗较多，身体水分流失较快，冠心病患者的血黏稠度比较高，水分不够易导致缺血或心脑血管堵塞，平时要养成定时喝水的习惯。

饮食宜清淡：多食用含有粗纤维的食物，即多吃粗粮、干豆类、蔬菜和水果等，膳食中的纤维有降低胆固醇的作用。

少食多餐：饮食过饱时，胃会直接压迫心脏，加重心脏负担，还会导致心血管痉挛，甚至发生心绞痛和急性心肌梗死。冠心病患者宜少食多餐，晚餐只能吃到七八分饱。

另外，每日食用适量坚果，对体形较瘦、低密度脂蛋白水平较高及日常摄入脂肪过量的人群尤其有益，不同类型的坚果如核桃、杏仁、山核桃、花生、榛子、开心果等对胆固醇水平的影响基本相同。坚果能调节胆固醇，是因为它们含有大量的不饱和脂肪酸以及丰富的蛋白质、膳食纤维、多种维生素。同时，由于坚果所含热量较高，每日摄入量以不超过85克为宜，以免引起肥胖，每天吃上一小把最合适。

2. 神曲的厨房妙用

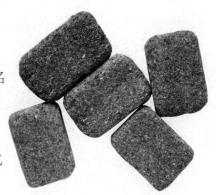

　　神曲是一种医治消化不良的名药。根据《本草经解要·卷四》的记载，神曲有"除湿祛痰、健脾消食"的特点。故神曲通过健脾胃、化痰湿、调血脂而发挥功效。

　　鉴于神曲的价值，它对冠心病的防治具有独到的疗效。那么，如何用最简单可行的方法将神曲介入到冠心病的预防与康复中呢？

　　神曲粥：神曲15克，大米100克。将神曲研为细末，放入锅中，加清水适量，浸泡5～10分钟后，水煎取汁，加大米煮为稀粥。每日1剂，连续7日。

　　二芽神曲粥：炒谷芽、炒麦芽、神曲各10克，大米50克，白糖适量。将诸药择净，水煎取汁，加大米煮粥，待熟时调入白糖，再煮1～2沸即成。每日1剂，连续7日。

　　疏肝健脾降脂汤：神曲、山楂、荷叶、布渣叶、薏米、茯苓各5～10克，陈皮1克，配适当去皮去肥的鸡、鸭、猪肉等，煲药膳服食。

　　由此可见，将神曲这种中医名药结合我们日常食用的食材，可以达到健脾利湿降血脂的特殊功效，这对于防治心血管疾病将有着极其重要的意义。

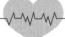
3. 揉腹健脾消脂法

健脾疏肝降血脂，除了改变起居饮食生活方式和采用食疗法，还可以借助手法按摩即腹部按摩。

腹部按摩的原理是腹部集中了大量经络、穴位，是消化的场所。坚持揉腹能通和上下，分理阴阳，去旧纳新，健运脾胃。

腹部按摩的手法如下：

首先可取仰卧位或坐位，做数次深呼吸，以放松肌肉，排除杂念，然后将右手掌贴于脐部，左手掌放在右手背上，以脐部为中心，稍稍用力，作顺时针按揉，按摩的范围由小到大，再由大到小，连续按摩50次；再更换左右手位置，逆时针按揉50次，如此反复3～5次。

二 滋肾平肝降血压

1. 按压太冲穴降血压

太冲为肝经之原穴，对于突然急剧的血压升高，可以采取按压或针刺双侧太冲穴的方法，常可在短时间内收到较好的降压效果。方法：找到太冲穴的正确位置，第一和第二足趾之间，用大拇指按压或掐，以有疼痛感为宜，每次3～5分钟，每天2～3次。

2. 沐足滋肾平肝降血压

沐足能起到滋肾平肝降血压的作用，也可作为保健项目。

（1）降压沐足方成分：夏枯草、怀牛膝、川芎各30克，天麻、钩藤（后下）各20克，吴茱萸、肉桂各10克。

（2）方法：上方加水2000毫升煎煮，水沸后再煮20分钟，取汁温热（夏季38℃～41℃，冬季41℃～43℃），倒进恒温沐足盆内沐足30分钟，每日2次，沐足后卧床休息。7～10天为一疗程。

3. 让血管"做体操"

让血管"做体操"，其实就是通过冷热水交替沐浴方法，促进血液循环，锻炼心血管功能，从而达到防治冠心病的目的。

具体方法是：先用温热水洗，再用稍凉的水冲洗，特别是对着颈部两侧血管冲。注意冷水以人体感觉微凉为度，一般以25℃左右为宜。通过冷热交替刺激，使血管舒缩运动加强。这种"血管体操"，可加速血液循环，增加血管弹性，改善心脑血管功能。

值得注意的是，这种方法对于体质较弱的人不适合。

4. 把血压"吃"下来

一些食物具有保护血管、降低血压、降血脂及预防血栓形成的功效，对冠心病的防治有辅助作用。

芹菜：有保护血管和降低血压的功效，且有镇静作用。

葱：常食葱煮豆腐，有协同降低血压之效，能减少胆固醇在血管壁上的积淀。

洋葱： 有降血脂，预防血栓形成的功效，亦能使高血压下降。

醋： 患高血压和血管硬化的人，每天喝适量的醋，可减少血液流通的阻塞。

海带： 能防止脂肪在动脉壁沉积，常用海带炖豆腐食用，有利降压。

花生： 用花生仁（带红衣）浸醋1周，酌加红糖、蒜和酱油，早晚适量服用，1~2周后，一般可使高血压下降，花生壳100个，洗净泡水代茶饮用，对治高血压疗效亦显著。

黑木耳： 用清水将黑木耳浸泡一夜后，上屉蒸1~2小时，再加入适量冰糖，每天服一碗，可治高血压、血管硬化等。

绿豆： 绿豆对高血压患者有很好的食疗作用，不仅有助于降压、减轻症状，而且常吃绿豆还有防止血脂升高的功效。

罗布麻茶： 罗布麻茶辅助治疗高血压已经被公认了，罗布麻泡茶喝对高血压、高血脂有较好的疗效，尤其对头晕症状、改善睡眠质量有明显效果，同时具有增强免疫、预防感冒、平喘止咳、消除抑郁、活血养颜、解酒护肝、软化血管、通便利尿等功效，对以上症状有80%以上的疗效。

杜仲雄花茶： 杜仲是世界公认的天然降压中药。杜仲雄花主要营养成分：杜仲黄酮（槲皮素）、绿原酸、京尼平苷酸、桃叶珊瑚苷等天然活性物质，硒、锌、钙、镁等多种矿质元素，维生素E、维生素B、维生素C等天然维生素及18种人体必需氨基酸和非必需氨基酸。有很好的强肝补肾作用，可提高身体机能，从而达到提高自身调节血压血脂的能力。可用于高血压、高血脂的辅助治疗。

调脾护心抗心肌缺血

1. 健心方

（1）吉林参10克，田七5～10克，陈皮1克。加少量瘦肉，炖服，每周3次。此方有益气、活血、化痰之功效，比较适用于气虚痰瘀证型的人群服用。对于证偏阴虚证的人群，可用西洋参替换人参，加石斛10克，去陈皮。

（2）黄芪、丹参各30克，太子参、山楂、麦冬各20克，炙甘草10克。每天1剂，水煎液成400毫升，分早晚温服。

（3）五灵脂、豆豉各15克，生杏仁、生半夏各4枚，生巴豆2枚，生白矾4.5克。上药研细末，炼蜜为丸，如豌豆大，以青黛为衣。每服1丸，菜叶裹，温齑汁送下，食后或临卧时服。

2. 健脾药膳

方一：黄芪、白术、茯苓、党参各10～15克，与适量的去皮鸡肉、瘦肉煲汤。有健脾、益气、养心之功效。

方二：猪胰1条，淮山30克，将两者一同煲汤服食，每周1次。有健脾、降血糖之功效。

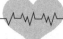

3. 按压"胸痛穴"

按压"胸痛穴"是取自平衡针的穴位原理。胸痛穴定位：前臂背侧尺、桡骨之间，腕关节与肘关节连线的下1/3处。手法：用手指或指甲用力掐强刺激。自我感觉：局部酸麻胀。功效：止痛。主治：胸痹心痛、心悸者。

四 调心宁神去早搏

1. 冥想吐纳

冥想吐纳可用来调心宁神，具体方法：

首先要端坐，挺胸收腹，下颌内收，将右手放于左胸的心前区，这个有稳定精神状态的功效。其次闭合双目，使精神进入宁静状态。慢慢地调节呼吸，使呼吸速度缓慢而深沉，这个能够运行气血。最后右手顺时针地轻摩心脏，一呼一吸为一息，一息按摩一圈，按摩36圈，有调养心神的功效。

2. 睡前按摩手足心

劳宫穴，归心包经。睡前按摩有宁心安神的作用。

取穴：劳宫穴在手掌心，当第2、3掌骨之间偏于第3掌骨，握拳屈指时中指指尖处。按摩手法采用按压、揉擦等方法。

方法：左右手交叉进行，每穴各操作10分钟，每天2～3次，不受时间、地点限制。也可借助小木棒、笔套等钝性的物体进行按摩。

涌泉穴，肾经的首穴。睡前按摩有宁心安神的作用。

取穴：取穴时，可采用正坐或仰卧、跷足的姿势，涌泉穴位于足前部凹陷处第2、3趾趾缝纹头端与足跟连线的前1/3处。

方法：用按摩手法推搓、拍打涌泉穴。或用脚心蹬搓床头或其他器械。按摩时通过手心劳宫穴对足底涌泉穴相互刺激，可以补肾水，疗心火，使肾水上滋，心火下降，帮助人体达到心肾相交、阴阳平衡的状态，可以治疗失眠、焦虑、心悸等疾病。

3. 安睡汤

方一　桑葚百合饮

材料：鲜桑葚100克，鲜百合50克。

做法：将两味洗净，水煎服。

用法：每日1次。

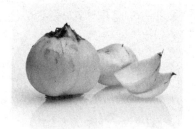

功效：宁心安神，阴复热退，对改善心肾衰弱不寐效果显著。

注意：脾胃虚寒泄泻者忌用本方。

方二　红枣葱白汤

材料：红枣20枚，葱白10克。

做法：把红枣去核洗净，与葱白一起入锅，加水煎煮15～20分钟，

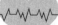

滤取汤液。

　　用法：每晚1次，温热饮服。

　　功效：补中益气，养血安神，适用于
心脾两虚，心慌乏力，食少倦怠，烦闷不
得眠者食用。

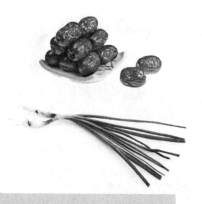

方三　柏子仁苁蓉茶

　　材料：柏子仁20克，肉苁蓉10克，蜂蜜
适量。

　　做法：将柏子仁炒熟，研细，与肉苁蓉
一同用沸水冲泡，滤取汁液，汁液放温后调入
蜂蜜。

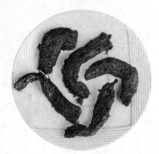

　　用法：代茶，频频饮用，可冲泡
3～5次。

　　功效：温补肾阳，宁心安神，润
肠通便。适用于心肾不交型失眠症。

方四　菖蒲茶

　　材料：菖蒲1.5克，酸梅2枚，红枣2枚，红砂糖适量。

　　做法：先将菖蒲切片，放茶杯内，再把红枣、酸梅和红砂糖一起加
水烧沸，然后倒入茶杯。

　　用法：代茶，频频饮用，可冲泡
3～5次。

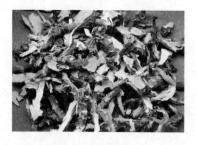

　　功效：宁心安神，芳香辟浊。适用
于心虚胆怯，突受惊吓，而致惊恐心

悸、失眠健忘等症。

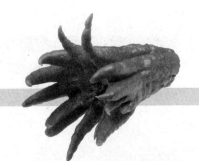

方五　佛手莲心茶

做料：佛手10克，莲子心3克。

材法：将佛手、莲子心同入杯中，用沸水冲泡，加盖，闷10分钟。

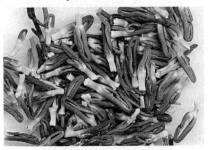

用法：代茶，频频饮用，可冲泡3～5次。

功效：疏肝和胃，清心泻火。适用于心肝火旺型失眠症。

方六　茯苓柏子仁茶

材料：茯苓、柏子仁、松子仁各30克，蜂蜜适量。

做法：将白茯苓、柏子仁、松子仁分别拣去杂质、洗净。白茯苓切片，一同放入锅内，大火烧沸，改用小火煮1小时，去渣取汁，待滤汁转温后调入蜂蜜即成。

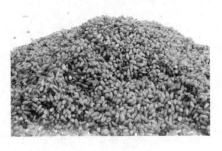

用法：代茶，频频饮用，可冲泡3～5次。

功效：健脾利水，宁心安神，润肠通便。适用于心脾两虚型失眠症，对伴有水肿、习惯性便秘者尤为适宜。

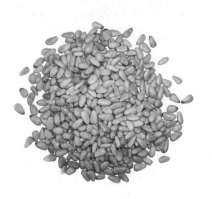

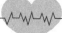

方七　枸杞二花茶

材料：枸杞子10克，菊花3克，密蒙花3克。

做法：将枸杞子洗净，与菊花、密蒙花同入杯中，用沸水冲泡，加盖，闷10分钟即可。

用法：代茶，频频饮用，可冲泡3～5次。

功效：养阴平肝，降火安神。适用于心肝火旺型失眠症，对伴有高血压病、视物模糊者尤为适宜。

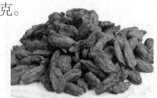

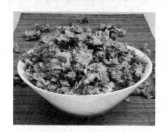

4. 引气归元调心神

引气归元可治疗心悸，补心气和泻心之余邪，不仅能控制症状，而且对冠心病本身也有调整和治疗作用。具体方法如下：

（1）患者取俯卧位，充分暴露施术部位，主穴取中脘、下脘、气海、关元；辅穴取水分、天枢（双）、气旁（双）、气穴（双）。局部常规消毒后，选用0.22毫米×30毫米，腹针一次性针灸针，对准穴位，避开毛孔、血管，快速刺入，留针30分钟，每日1次。6次为一疗程。

（2）取双侧肾腧、委中，常规消毒后，选5毫升一次性无菌注射器针头，点刺出血，迅速拔上火罐，留罐5分钟，吸出瘀血，每日1次。

中脘、下脘均属胃脘，两穴有理中焦、调升降的作用；且手太阳肺经起于中焦，故兼有主肺气肃降的功能。气海为气之海，关元培肾固本。肾又主先天之元气。因此，四穴含有"以后天养先天"之意。故名"引气归元"。具有心肺、脾胃、肝肾均治之意。

第七章
治病不如防病，得病更要防变

　　冠心病的病因是动脉粥样硬化，其病理研究显示，动脉粥样硬化一型和二型多发生在儿童期，动脉硬化的最终形成往往是20~30年或更长的病程。而这一发展过程在早期是可逆的，进入晚期后则成为不可逆的变化。因此，预防冠心病的最佳时期，应是在儿童时期。

1. 预防冠心病从何时开始

冠心病的病因是动脉粥样硬化，其病理研究显示，动脉粥样硬化一型和二型多发生在儿童期，动脉硬化的最终形成往往是20～30年或更长的病程。而这一发展过程在早期是可逆的，进入晚期后则成为不可逆的变化。因此，预防冠心病的最佳时期，应是在儿童时期。预防的重点为以下几点：

合理膳食，避免肥胖

对于不断生长发育的儿童，应在供给足够的蛋白质、维生素、矿物质、纤维素及所需热量的基础上，避免过多的脂肪和甜食。

经常锻炼，增强体质

让儿童每天都有一定量的体力活动，不仅可以增加能量消耗，调整身体的能量平衡，防止肥胖，而且可以促进心血管功能，增强心肌收缩力，降低血管紧张度，使冠状动脉扩张，高血压下降，也可使血甘油三酯及血液黏稠度下降。

预防高血压的发生

要对中小学生定期测量血压，若血压处于百分位上限，则应给予卫生保健方面的指导，包括减轻体重，增加体力活动，改善膳食结构，减少食盐摄入量，增加钙摄入量。

防止吸烟的危害

目前，儿童被动吸烟的情况十分普遍，更令人不安的是一些学生模仿大人，偷偷地吸烟，成为新一代烟民。为此，我们必须加强卫生宣教，并采取一些必要的措施，以免下一代受到吸烟的危害。

2. 预防冠心病首先要预防高血压

高血压是冠心病的首要独立危险因素，控制好血压是预防冠心病的根本措施之一。

目前，大量临床实践证实，将高血压病人的血压降到140/90mmHg以下（还合并有糖尿病或慢性肾脏病的患者应降到135/80mmHg以下），就能起到不错的预防效果。

高血压的治疗一般分为非药物治疗和药物治疗两种：只存在血压略高问题的人，可能不需要降压药，仅仅从不吸烟、控制饮酒、不暴饮暴食、多吃水果蔬菜、少吃盐、避免过度紧张和保证适当运动方面来调整，就可以让血压降到正常水平了；而那些血压过高（如收缩压达到200mmHg以上）的，以及还合并有其他问题的患者，在无法通过改变生活习惯达到降压目的时，就需要酌情采用药物了。

3. 有效控制体重

肥胖或体重超标往往会加重患者的心脏负担，而且脂肪的堆积也会加速患者动脉粥样硬化的形成。为此，减轻体重、防止肥胖是冠心病患者减少心绞痛发作和避免病情恶化的一项重要措施。

导致肥胖的不良生活习惯多种多样，例如长期饮食不规律，暴饮暴食，喜吃高脂高热量食物，这些都容易患冠心病。

所以，生活中应养成良好饮食习惯，改正那些不良饮食嗜好。

除了饮食调节，适度运动也是控制体重的良好方法。

以下为人体体重的正常标准，可供参考：

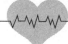

男性：（身高cm−80）×70%=标准体重

女性：（身高cm−70）×60%=标准体重

标准体重正负10%为正常体重

标准体重正负10%～20%为体重过重或过轻

标准体重正负20%以上为肥胖或体重不足

4. 谨防过度劳累和情绪激动

过度劳累和情绪激动会导致心绞痛急性发作或急性心肌梗死，这不仅在中、老年人中时有发生，而且在不少青年人中亦常可见到。过劳、剧烈运动、情绪激动引起的疲惫不堪或疲劳的突然增剧，可能是心肌梗死和冠状动脉性猝死的前驱危险或早期的报警症状，这个概念正在受到愈来愈多人的重视。

有鉴于此，日常生活中应谨防过度劳累和情绪激动。

首先，在日常生活和工作中要量力而行，工作要适度，安排要合理，尤其是体育锻炼要循序渐进，速度、距离和时间要逐渐增加，以不感觉疲劳为度。如体质太弱而不常运动，可先从散步开始，逐渐过渡到快走、慢跑，切不可一时高兴，心血来潮，在无长期体育锻炼和无任何心理、体力准备的情况下从事剧烈运动，如登高、爬山、快跑等。

其次，当家中发生意外事件时，要保持冷静。注意休息和良好的睡眠，可从事一些力所能及的活动，以便转移精力。

另外，专家指出，疲惫是常常出现于心肌梗死之前数日至1个月的一个症状。因此，当你出现持续的疲劳感或疲劳增剧时，除了要好好休息，适当调整工作、生活节奏和运动外，还要及时到医院检查，这对预防心肌梗死的发生是很有必要的。

由此可见，情绪激动和过度劳累对冠心病的影响均很大，冠心病患者应尽量避免情绪激动和过度劳累。

5. 坚持科学用药

冠心病患者应坚持科学用药，即根据人体生物节律来安排用药。

医学生物节律研究显示，冠心病心肌梗死易在早上发作。这与人的生物节律有关。因为人的血液凝固作用在早上增高，儿茶酚胺（有加快心率、升高血压作用的催醒激素）分泌在早晨起床时急剧上升；冠状动脉紧张度最高的时间也在早上。

治疗冠心病的许多药物均强烈地反映出日间周期的影响，例如，硝酸盐类药物在上午用能使冠状动脉扩张，而下午即使给同样药量，对冠状动脉也无扩张作用；三硝酸酯和二硝酸酯治疗最有利的时间为上午6时到中午，在用药后5～6小时药效达到最佳。

因此，冠心病人为防止心脏病发作，服用硝酸盐类药物最理想的时间是在早晨刚刚醒来还没有起床的时候。

能抑制冠心病缺血性发作的β-阻滞剂服药时间同样有讲究：如果上午8时服用，根据病情需要可在中午再服一次，夜间则不必服药。

钙通道拮抗剂的降压作用，在白天服用比在夜间强；上午使用对解除冠状动脉痉挛的效果最好。

除此以外，坚持科学用药防治冠心病还应注意预防性用药。虽然冠心病是中老年人的常见病和多发病，但研究表明，其动脉粥样硬化的病理基础却始发于青年或中年时期。防止冠状动脉粥样硬化的发生，预防冠心病，最常用的药物主要有：

（1）调脂药：他汀类和贝特类药物；

（2）抗血小板凝集药物：阿司匹林等；

（3）兼具活血和化瘀功能的中成药：复方丹参片、速效救心丸等。

6. 冠心病的一级预防

冠心病的一级预防，是对危险因素的干预。

公认的冠心病危险因素包括：男性，有过早患冠心病的家族史，吸烟，高血压，高脂血症，糖尿病，有明确的脑血管或周围血管阻塞的既往史，重度肥胖（超重≥30%）。除性别与家族史外，其他危险因素都可以治疗或预防。

降低血压

血压升高、高胆固醇血症和吸烟被认为是冠心病最主要的三个危险因素。目前强调在抗高血压治疗时需同时注意控制其他危险因素，因为血压升高易伴有高血脂、高血糖、纤维蛋白原升高以及心电图不正常。

降低血清胆固醇

实验表明，只有维持较长时间的理想胆固醇水平，才能达到预防冠心病的发病或不加重冠心病的目的。建议主要通过非药物途径在人群中预防血脂升高。总胆固醇≥6.24mmol/L（240mg/dL）的高胆固醇血症者，应在医生指导下采取药物和非药物两种降脂措施。

宣传戒烟和劝阻不吸烟

应采取各种措施向无烟社会迈进，例如，禁止青少年吸烟，提倡中年人戒烟，劝告老年人少吸或吸低毒烟等。

科学控制体重

极低的热量摄入或完全饥饿以达到迅速减重的方法，是不可取的。

7. 冠心病的二级预防

冠心病的二级预防指患有冠心病后在一级预防的基础上针对疾病采取药物治疗，旨在降低心绞痛、心肌梗死的发生率和病死率。其预防办法有：

坚持可靠药物治疗

中药预防心脑血管病有确切的临床效果，包括具有传统医药特色的活血化瘀类中药，它是我国首个着眼二级预防进行二次研发的中药品种，具有降血压、降血黏度、改善微循环、抗氧化、抗血栓、消除血瘀等作用，有多靶点治疗、安全性好、预后效果好的长处。

阿司匹林

主要是抗血小板凝集和释放，改善前列腺素与血栓素A_2的平衡，预防血栓形成。

坚持康复锻炼

心脑血管病患者应进行适量的体育锻炼及体力活动，以不过度疲劳为度，可增加脂肪消耗、减少体内胆固醇沉积，提高胰岛素敏感性，对预防肥胖、控制体重、增加循环功能、调整血脂和降低血压、减少血栓均有益，是防治心脑血管疾病的积极措施。

坚持饮食调节

食物多样，谷类为主；多吃蔬菜、水果和薯类；每天吃奶类、豆类或其制品；常吃适量鱼禽蛋、瘦肉，少吃肥肉、皮、蹄和荤菜；食量与体力活动要平衡，保持适宜体重；吃清淡少盐、少糖膳食。戒烟、戒酒或少饮。

坚持控制危险因素

高血脂、高血压、糖尿病是脑中风、冠心病的致病诱因，属原发性高危因素疾病。有效治疗可预防心脑血管病的复发。

8. 冠心病二级预防的ABCDE方案

冠心病的二级预防提倡"双有效"，即有效药物、有效剂量。以下简介冠心病二级预防的ABCDE方案：

A. 一般指长期服用阿司匹林（Aspirin）和血管紧张素转换酶抑制剂（ACEI）

前者具有抗血小板凝集作用，可减少冠脉内血栓形成；后者可改善心脏功能，减少心脏重塑、变形，对合并有高血压、心功能不全者更有帮助。

B. 应用β-肾上腺素能受体阻滞剂（Betablocker）和控制血压（Blood Pressure）

目前已证实，若无禁忌证的心梗后患者使用β-阻滞剂，可明显降低心梗复发率、改善心功能和减少猝死的发生（医学教育网整理发布）。控制高血压，对防治冠心病的重要性是众所周知的，一般来讲，血压控制在130/85mmHg柱以下，可减少冠心病的急性事件，且可减少高血压的并发症，如中风、肾功能损害和眼底病变等。

C. 降低胆固醇（Cholesterol）和戒烟（Cigarettes）

众所周知，胆固醇增高是引起冠心病的罪魁祸首，血清胆固醇增高应通过饮食控制和适当服用降脂药如他汀类药（如舒降之、来适可、普拉固等），把胆固醇降到4.6mmol/L（180mg/dL）以下，这样可大大降低心梗的再发率。最近通过循证医学研究证实，心梗后患者即使血清胆固醇正常也要服降脂药，尤其是他汀类药，这样就能大大降低急性冠脉事件的发生率。因此，凡是心梗患者无论血清胆固醇增高还是正常，都要长期服用降脂药。

D. 控制饮食（Diet）和治疗糖尿病（Diabetes）

冠心病从某种意义上来说是没有管好嘴，吃出来的。每天进食过多富含胆固醇的食物如肥肉、动物内脏、蛋黄等，是促发冠心病的最大危险因素。因此，心梗后的患者应当远离这些高胆固醇食物，提倡饮食清淡，多吃鱼和蔬菜，少吃肉和蛋。而糖尿病不仅可以引起血糖增高，也是引起脂质紊乱的重要原因。在同等条件下，糖尿病患者的冠心病患病率比血糖正常者要高出2～5倍。由此可见，控制糖尿病对冠心病患者是何等重要。

E. 教育（Education）和体育锻炼（Exercise）

冠心病患者应学会一些有关心绞痛、心肌梗死等急性冠脉事件的急救知识，如发生心绞痛或出现心梗症状时可含服硝酸甘油和口服阿司匹林等，别小看这些简单方法，这可大大减轻病情和降低病死率。心梗后随着身体逐渐康复，可根据各自条件在医生指导下，适当参加体育锻炼及减肥。这样不仅可增强体质，也是减少冠心病再发心梗的重要举措。

9. 冠心病的三级预防

冠心病的三级预防是指重病抢救，预防并发症发生和患者的死亡，其中包括康复治疗。其主要是指不稳定型心绞痛的治疗和急性心肌梗死治疗，因为不稳定型心绞痛是稳定型心绞痛和心肌梗死之间的中间状态，它包括除稳定型心绞痛以外的劳累性心绞痛和自发性心绞痛，其中恶化型心绞痛和自发性心绞痛又称为"梗塞前心绞痛"。

因此，除二级预防中谈到的强化治疗外，需采取抗凝、溶栓疗法。肝素及抗血小板制剂，如阿司匹林对抗血小板黏附和聚集，对不稳定心绞痛有肯定的疗效，有预防心肌梗死或再梗死的作用。

三级预防的重点是预防心肌梗死的并发症及预防再梗死。冠心病患者实行有计划合理治疗和积极的自我保健相结合的对策，做好饮食调养、体育运动及药物预防，是防止冠心病病情复发和恶化的关键，也是三级预防的关键。

第八章
冠心病的中医疗法

中医学对冠心病等心血管病的诊治，经考证已有千余年的历史，只是病名不同罢了。中医治疗冠心病走非手术的路，前途是宽广的，也增强了我们采用中医药攻克该病的信心。

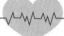

一 冠心病按摩疗法

1. 基本手法

冠心病除了采用药物、针灸等治疗方法外，按摩治疗也不失为一种有效的治疗手段，医生或患者家属如能正确地施行按、摩、推、拿、揉、捏、颤、打等手法，同样可以取得比较好的治疗效果，现将治疗冠心病的按摩手法简介如下：

（1）按法：利用指尖或指掌，在患者身体适当部位，有节奏地一起一落按下，叫作按法。通常使用的，有单手按法、双手按法。

（2）摩法：用手指或手掌在患者身体的适当部位，给以柔软的抚摩，叫作摩法。摩法多配合按法和推法，有常用于上肢和肩端的单手摩法，和常用于胸部的双手摩法。

（3）推法：在前用力推动叫推法。临床常用的，有单手或双手两种推摩方法。因为推与摩不能分开，推中已包括有摩，所以推摩常配合一起用。操作时，我们多用左手握住患者腕部，右手食拇二指握住患者一个手指进行推摩，或者只用右手拇指在患者手指上推摩。

（4）拿法：用手把适当部位的皮肤，稍微用力拿起来，叫作拿法。临床常用的有在腿部或肌肉丰厚处的单手拿法。

（5）揉法：医生用手贴着患者皮肤，作轻微的旋转活动的揉拿，叫作揉法。揉法分单手揉和双手揉。像太阳穴等面积小的地方，可用手指揉法，对于背部面积大的部位，可用手掌揉法。

（6）捏法：在适当部位，利用手指把皮肤和肌肉从骨面上捏起来，叫做捏法。捏法和拿法，有某些类似之处，但是拿法要用手的全力，捏法则着重在手指上。拿法用力要重些，捏法用力要轻些。

（7）颤法：是一种震颤而抖动的按摩手法。动作要以迅速而短促、均匀为合适。要求每秒钟颤动10次左右为宜，也就是一分钟达到600次左右为宜。颤法与"动"分不开，所以又叫它颤动手法。

（8）打法：打法又叫叩击法。临床上多配合在按摩手术后来进行。当然，必要时也可单独使用打法。打法手劲要轻重有度，柔软而灵活。手法合适，能给患者以轻松感，否则就是不得法。打法主要用的是双手。常用手法有侧掌切击法、平掌拍击法、横拳叩击法和竖拳叩击法等。

2. 耳穴按摩疗法

人的耳朵确实是一个非常神奇的地方，如果我们把耳朵上的主要穴位连起来，其形状恰似倒置于子宫中的胎儿。而人体各器官和组织在耳朵上都有相应的刺激点，一旦受到疾病侵犯，耳上的某个特定穴位就会产生预警信号。

既然如此，我们可以依靠按摩耳穴来防治冠心病。具体方法如下：

将左右手食指放在耳穴心上（耳甲腔中央处），拇指放在耳背后与食指相对，先用食指指端点按耳郭心穴80次，然后食指放在原处，与拇指相对揉按耳郭约50次，有宁心止痛、宽胸解郁作用。

3. 手部按摩疗法

穴位选择

揉按劳宫、少府、神门、关冲、大陵、中泉、虎口、十宣、胸痛点、安眠点。

反射区选配

按摩心、肾、膀胱、输尿管、肾上腺、胸、垂体、甲状腺、胸椎等反射区，重点按摩心、肾、垂体、胸反射区。

除此以外，还有揉灵道穴。灵道为手少阴心经的经穴，位于小指内侧腕关节上1寸（指中医的同身寸法）处。有人发现，约91%的冠心病患者，左侧灵道穴有明显的压痛。冠心病犯病时，可用拇指先轻揉灵道穴1分钟，然后重压按摩2分钟，最后轻揉1分钟，每天上下午各揉1次，10天为一疗程，间歇2~3天，可进行下一疗程。经观察，揉按治疗后心绞痛症状明显减轻，心电图亦有改善。

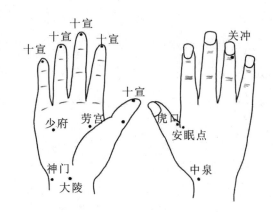

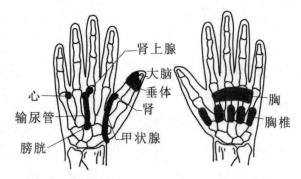

4. 躯体按摩疗法

冠心病躯体按摩疗法主要包括：

（1）点按内关穴。内关为手厥阴心包经之合穴，手厥阴心包经起于胸中，旁络三焦，其经络循行路线起于乳旁，外走上臂内侧，下行至中指指端。中医学认为，心经为本经，心包络经则与心经互相联络，心脏有邪，心包络直受其过，若心脏有病，可以反映于心包络经，内关是手厥阴心包络经的重要合穴，所以能治冠心病等心脏病。当心绞痛、心律失常发作时，用力不停点按内关穴，每次3分钟，间歇1分钟，能迅速止痛或调整心律。

（2）选穴膻中或背部两侧膀胱经之肺腧、心腧、厥阴腧等穴，用拇指作按揉法，腕推法，一指禅点按法。每次15分钟，每天1次，15次为一疗程，治疗期间，停服强心药及其他药物。

5. 足底按摩疗法

肾上腺反射区

位置：位于双足足底第2、3跖骨体之间，距跖骨头近心端一拇指宽度。

手法：一手握足，另一手半握拳，食指弯曲，以食指近侧指骨间关节顶点施力，定点深部按压，力度以反射区产生酸痛为宜。

时间：按摩2.5分钟。

小脑及脑干反射区

位置：位于双足第1趾趾腹根部靠近第2趾的一侧。右半部小脑及脑干的反射区在左足，左半部小脑及脑干的反射区在右足。

手法：一手握足，另一手以拇指指腹施力，由足趾端向趾根方向按摩，力度以反射区产生酸痛为宜。

时间：按摩2.5分钟。

心反射区

位置：位于左足底第4、5跖骨体之间，在肺反射区后方（近足跟方

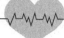

向）。

手法：一手握足，另一手半握拳，食指弯曲，以食指近侧指骨间关节顶点施力，定点按压，力度以反射区产生酸痛为宜。

时间：按摩3.5分钟。

脾反射区

位置：位于左足底第4、5跖骨体之间，心脏反射区下一拇指宽处。

手法：一手握足，另一手半握拳，食指弯曲，以食指近侧指骨间关节顶点施力，定点按压，力度以反射区产生酸痛为宜。

时间：按摩2.5分钟。

小肠反射区

位置：位于双足足底中部凹入区域，为升结肠、横结肠、降结肠、乙状结肠及直肠等反射区所包围。

手法：一手握足，另一手半握拳，食指、中指弯曲，以食指和中指的近侧指骨间关节顶点施力，由足趾向足跟方向按摩，力度以反射区产生酸痛为宜。

时间：按摩2分钟。

胸椎反射区

位置：位于双足足弓内侧缘，第1跖骨头下方到内侧楔骨前。

手法：一手握足，另一手以拇指指腹施力，沿着足弓内侧缘由足趾向足跟方向按摩，力度以反射区产生酸痛为宜。

时间：按摩2.5分钟。

胸反射区

位置：位于双足足背第2、3、4趾蹼至第2、3、4跖骨底的类圆形区域。

手法：双手拇指指腹施力，自足趾向足背方向推按，力度以反射区产生酸痛为宜。

时间：按摩2分钟。

胸部淋巴结反射区

位置：自双足足背第1、2跖骨之间延伸至第1、2趾蹼处。

手法：一手握足，另一手拇指固定，以食指内侧缘施力，自关节处向趾间按摩，力度以反射区产生酸痛为宜。

时间：按摩2分钟。

二 冠心病刮痧疗法

除了按摩治疗冠心病，刮痧疗法同样也可以治疗冠心病，这需要根据冠心病的不同证候分型进行有针对性的治疗，才能起到理想的疗效。

（1）痰浊内阻型冠心病：采用泻法进行治疗，先刮胸部膻中、巨阙，再刮前臂内侧郄门、太渊穴，最后刮下肢外侧丰隆。

（2）心血瘀阻型冠心病：采用泻法进行治疗，先刮背部心腧、膈腧，然后刮巨阙、膻中，最后刮前臂内侧的阴郄、郄门。

（3）寒凝心脉型冠心病：采用泻法进行治疗，先刮背部心腧、厥阴腧，再刮腹部气海、关元，最后刮前臂通里、内关。

（4）心肾阴虚型冠心病：采用补法进行治疗，先刮背部心腧、肾腧，然后刮前臂的神门、内关，最后刮下肢内侧三阴交、足部太溪穴。

（5）心气不足型冠心病：采用补法进行治疗，先刮膻中、巨阙，再刮腹部气海，然后刮前臂阴郄，最后刮下肢足三里。

需要提醒的是，在刮痧治疗冠心病时还需要注意以下事项：

（1）刮痧对缓解和减轻心绞痛发作有一定疗效，但在心绞痛频发及程度加重时应及时采用中西医药物综合治疗。

（2）冠心病心绞痛患者常在背部心腧、厥阴腧、至阳等处可找到敏感点或压痛点，应在这些敏感点或压痛点处重点刮治。

三 冠心病贴敷疗法

穴位贴敷疗法是中医治疗疾病的一种外治方法，它是以中医理论为基础，以整体观念和辨证论治为原则，根据经络学说，在病体相应的腧穴上，选用磁珠或适当的药物进行贴敷，以达到减轻患者胸闷胸痛、心悸、失眠等症状的目的。正如《理瀹骈文》所言："切于皮肤，彻于肉里，摄入吸气，融入渗液。"

具体的贴敷方法为：

取穴

主穴：分三组。

①心腧、巨阙、内关、上巨虚；

②厥阴腧、中脘、间使、足三里；

③神阙、至阳。

配穴：气滞加肺腧、气海，血瘀加膻中、膈腧，痰浊加丰隆、太白，寒凝加关元、命门。

治法

以主穴为主，前两组交替使用，酌加配穴。将丹参等药物制成粟粒大小的药丸置于7毫米×7毫米见方大的胶布上，再贴于穴位上。要求选穴准确，贴压时以局部有酸、胀、麻、痛感，或向上、下传导。每次贴敷6～12个。

第三组用宁心膏（丹参、当归、川芎、红花、羌活各10份，丁香5份，苏合香0.5份，氮酮1份，蜂蜜适量，制成稠膏）5克，涂于穴位，涂药直径2～4厘米，厚3～5毫米，每次贴敷1个穴位。

均隔日换贴1次，30次为一疗程。

四 冠心病拔罐疗法

祖国传统医学对于冠心病的治疗有多种方法，其中就包括我们耳熟能详的拔罐疗法，以下我们简单介绍几种拔罐治疗冠心病的方法：

（1）患者取俯卧位，用闪火法在双侧心腧穴、双侧膈腧穴拔5～10分钟，隔天拔罐1次，拔5次为一个疗程。具有通络止痛、活血化瘀的功效。适宜于气滞血瘀型的冠心病患者。

（2）患者取俯卧位，然后取口径适宜的玻璃罐，用闪火法在双侧风池穴、心腧穴拔5～10分钟；再让患者取仰卧位，用闪火法在双侧丰隆穴拔罐5～10分钟。隔天拔罐1次，拔5次为一个疗程。具有祛痰通络的功效。适宜于痰浊阻滞型的冠心病患者。

（3）患者取俯卧位，然后取口径适宜的玻璃罐，用闪火法在双侧厥阴腧、心腧拔5～10分钟；再让患者取仰卧位，用闪火法在双侧内关、大陵穴（位于腕掌横纹的中点处，掌长肌腱与桡侧屈肌腱之间）拔罐5～10分钟。隔天拔罐1次，拔5次为一个疗程。具有散寒通滞的功效。适宜于阴寒凝滞型的冠心病患者。

（4）患者取俯卧位，然后取口径适宜的玻璃罐，用闪火法在双侧厥阴腧、心腧拔5～10分钟；再让患者取仰卧位，用闪火法在双侧三阴交、太溪、内关穴拔罐5～10分钟。隔天拔罐1次，拔5次为一个疗程。具有补气补虚的功效。适宜于气阴两虚型的冠心病患者。

（5）患者取仰卧位，采用闪火法在双侧内关穴拔罐10分钟，再让患者取俯卧位，用闪火法在双侧心腧穴拔罐10分钟。隔天拔罐1次，拔5次为一个疗程。适宜于阳气衰虚型的冠心病患者。

注意：闪火法是指用镊子夹住纸卷或酒精棉球，点燃后在火罐内壁中段绕1～2圈，以减少罐内的氧气，然后迅速退出并及时将罐扣在需要拔罐的部位上，即可吸住。

五 冠心病艾灸疗法

艾灸疗法对冠心病有一定的疗效。具体方法如下：

取穴

主穴：心腧、厥阴腧（或至阳）、膻中、内关。

配穴：心气虚加足三里，气阴两虚加三阴交、太溪，气滞血瘀加膈俞、三阴交。

治法

包括灸器灸和艾卷灸。

①灸器灸法：主穴每次取2～3穴，配穴据症而取。胸背部穴可用温灸盒或固定式艾条温灸器灸，四肢穴可用圆锥式温灸器灸疗。一般用补法，本虚标实者，施泻法。

具体操作：补法，将燃着的艾条置于灸器内，使艾条与穴位的距离为3～5厘米，任其慢慢燃烧（如为温盒灸，将盖盖上），火力和缓，温灸20～30分钟，以局部皮肤出现红晕为度，停灸后，再用手指按压施灸的穴位，至患者感觉酸胀。泻法，施灸时，使艾条与穴位距离保持在2～3厘米左右，温盒灸，宜揭开盒盖，并用气吹火，促其燃烧火力较猛，灸5～10分钟，使局部皮肤出现红润潮湿并稍感灼烫，停灸后，不按其穴。每日或隔日1次，10次为一疗程。

②艾卷灸法：一般仅取主穴，效不显时加配穴。

具体操作：患者取平卧位，充分暴露穴位。取市售药艾卷（如无可用清艾条）一支，点燃一端后先施灸一侧内关穴，灸火距皮肤1.5～3厘米，采用温盒灸法，使患者局部有温热感而无灼痛为宜，然后灸另一侧内关穴，再依次施灸膻中、心腧及至阳等，每穴均灸4分钟，以局部出现红晕为度。每日1次，6次为一疗程，休灸1天后再继续灸第二疗程。

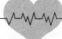

 六 # 冠心病搓面疗法

搓面疗法是用手轻轻搓擦面部来防治疾病的一种民间疗法，对于一些慢性面部疾病有一定疗效。

据《拾遗记》载：三国时期，孙权的儿子孙和，不小心烫伤了心爱的邓夫人，医生用白獭的骨髓与白玉、琥珀配制成外用药搓面，治愈后邓夫人面部白里透红，更加娇艳动人。在明末，相传在李自成领导的农民起义军中，有一位被尊为"老神仙"的军医，他用草药（有人推断说是积雪草）配制成外用药，治疗面部和身体其他部位的瘢痕，屡见奇效。清代医学家吴尚先在《理瀹骈文》中说："晨起擦面，非徒为光泽也，和气血而升阳益胃也。"

实际上，搓面疗法不仅能够对面部疾病起到很好的疗效，对于冠心病也有很好的效果。其具体操作步骤为：

（1）两手掌相对，用力搓动，由慢而快，为30～40次。

（2）两手掌搓热后，立即改搓面部，先从左侧开始，经额到右侧，再经下颌时（过承浆穴）搓回左侧，如此为1周。从左到右顺时针轻轻搓揉10余周，再从右到左逆时针方向轻轻搓揉10余周。每日早晚各1次。

另外，每次搓面后，可按揉睛明、迎香、风池穴，以清心安神、护卫固表。

第九章
名医在线

　　冠心病患者在日常生活中应注意以下几点：1.保持心情舒畅，避免情绪激动，大喜大悲。2.参加适当的体育活动，如早晚散步、做广播体操、打太极拳等。3.合理饮食，注意营养，少吃多餐，避免吃高胆固醇食物。4.注意室内清洁，保持空气流通。5.遵照医嘱按时服药，定期复查。

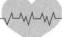

一 吃出健康的心脏

1. 适合冠心病患者的主食有哪些

通过科学研究证明，冠心病患者的主食选料应当为以下几种：

玉米：性平、味甘甜，有开胃、利尿、利胆、降压的作用。有抗血管硬化的功效，脂肪中亚油酸含量高达60%以上，还有卵磷脂和维生素E 等，能够降低血清胆固醇，防止高血压、动脉硬化，防止脑细胞衰退。以促进血管舒张，维持心脏的正常功能。

燕麦：富含亚油酸、燕麦胶和可溶性纤维，可以降低血清总胆固醇、三酰甘油等物质，可以消除积累在血管壁上的低密度脂蛋白，防止动脉粥样硬化。

荞麦：含有芦丁、叶绿素、苦味素、荞麦碱以及黄酮元素。可以降血脂、降血压，加强和调节心肌，增加冠脉的血流量，防止心律失常。

大豆：性平、味甘甜，有健脾养胃，润燥消水的作用。含有大量皂草碱的纤维素和不饱和脂肪酸，能够降低血中胆固醇，防治高脂血症、动脉粥样硬化症和冠心病。

甘薯：能提供大量的黏多糖和胶原物质，由于它含有丰富的糖类、维生素C和胡萝卜素，可以有效地维持人体动脉血管的弹性，保持关节腔的润滑，防止肾脏结缔组织萎缩。坚持食用，可以防止脂肪沉积、动脉硬化等疾病。

花生：含有大量的氨基酸和不饱和脂肪酸，长期服用能够防止动脉硬化。

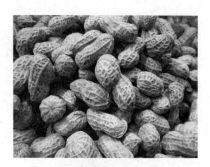

绿豆：性寒、味甘甜，有清热解毒，利尿消肿及消暑的作用。常食能够降低胆固醇、脂肪，可以减少动脉中粥样斑块，还可防治冠心病、高血压以及夏季中暑。

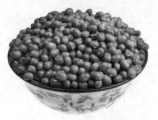

2. 适合冠心病患者的肉类有哪些

冠心病患者可以吃肉，但应有所选择，最适合冠心病患者食用的肉类有如下几种：

鸡肉：鸡肉的脂肪多是不饱和脂肪酸，是老人和心血管患者最理想的蛋白质食品。鸡肉味平、甘咸，具有补益五脏、补精充髓的功效。此外，鸡肉对于水肿、产后乳少、泄泻、消渴、病后虚弱等都有很好的补益功效。

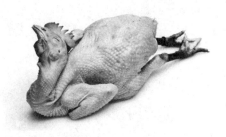

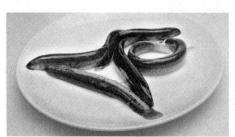

泥鳅：泥鳅含脂肪少。胆固醇含量更低，并且含有一种叫做十六碳烯酸的物质，能抗血管衰老，还具有补脾益胃、去湿的功效；可用于防治冠心病、高血

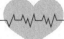

压、贫血等疾病。

海参： 海参是一种高蛋白、低脂肪并且不含胆固醇的食物，对防治老年冠心病、动脉硬化症、糖尿病、心绞痛等

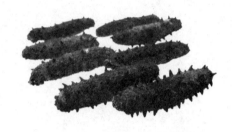

效果显著。此外，还可以用

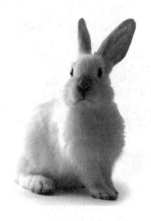

于补肾养精和缓解阳痿遗精、肠燥便秘、身体虚弱等症状。

兔肉： 兔肉含有丰富的卵磷脂，且胆固醇含量较少，因此可用于防治动脉粥样硬化以及冠心病。另外，卵磷脂有抑制体内血小板凝聚的功效，可防止血栓的形成。

3. 适合冠心病患者的鱼类有哪些

冠心病患者适宜吃的鱼类有哪些呢？以下介绍几种：

鲫鱼： 鲫鱼味甘，性平，具有补脾健胃、通乳利湿的效果。另外，它还是高蛋白、低脂肪的佳品，适宜于高血压病、冠心病、脑血管患者食用。

鲤鱼： 鲤鱼含有丰富的不饱和脂肪酸，具有降低胆固醇的作用。因其性平味甘，所以还具有下气通乳、消肿的功效。可用于防治冠心病、高脂血症。

甲鱼： 甲鱼的脂肪里含有较多的不饱和脂肪酸，具有减少胆固醇沉积、防止动脉粥样硬化的作用，还可

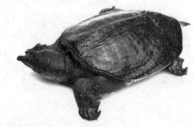

用于防治动脉硬化。另外，甲鱼性平味甘，有益气补虚、补肾健骨、滋阴凉血、软坚散结的功效。

带鱼： 带鱼中含有多种不饱和脂肪酸，具有降低血压、胆固醇的作用，还有补虚、暖胃、润肤的功效。

4. 适合冠心病患者的蔬菜有哪些

冠心病患者要多吃蔬菜，这样既有利于防止摄入过多脂肪，又可以补充各种营养元素。多食用以下几种蔬菜对冠心病患者就有很多好处。

洋葱： 洋葱含有能刺激血溶纤维蛋白的活性成分，是目前所知唯一含前列腺素的植物。它具有扩张血管、改善血液循环、降低血压及血糖等作用。据实验，一般冠心病患者每日食用50～70克洋葱，其疗效好于服用降血脂药。

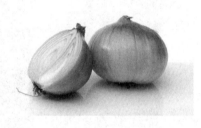

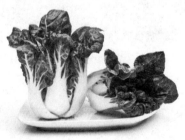

白菜： 白菜性微寒，味甘，可用于防治动脉粥样硬化症、心血管疾病、便秘等，还具有除烦解毒、通利肠胃的功效。

胡萝卜： 胡萝卜性微温，味甘，能防止动脉硬化及血栓形成，增加冠状动脉血流量，降低血脂，促进肾上腺素的合

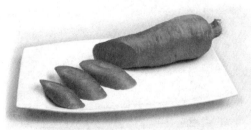

成。可用于防治冠心病、高血压等病。

茄子：茄子含有丰富的维生素P，能降低胆固醇，防止小血管出血，提高微血管抵抗力，增强毛细血管弹性和促进细胞新陈代谢。可用于防治高血压病、冠心病等心脑血管疾病。

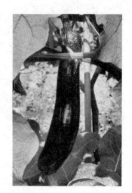

5. 适合冠心病患者的水果有哪些

冠心病患者不仅应该多吃蔬菜，水果也是必不可少的。那么，哪些水果适合冠心病患者呢？

苹果：苹果味酸甜，可用来解暑、开胃。苹果中还含有很多种能降血脂、抑制血小板聚集、防止动脉硬化、减少血管栓塞倾向的物质，还能防止因心肌缺血、缺氧而引起的

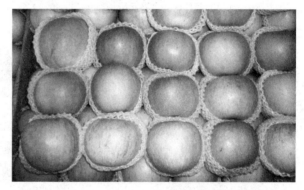

心力衰竭，能软化血管，使血脉畅通。因此，可用来防治冠心病、动脉粥样硬化症、心肌梗死。研究发现，如果老年冠心病患者每天吃一个以上的苹果，能大大降低冠心病致死的危险。

香蕉：香蕉味甘甜，具有清肠、消炎、降压的作用，能防止人体内胆固醇沉积，有效地降低血压，保持动脉畅通。可用来防治冠心病、高血压等疾病。

柑橘：柑橘含有丰富的维生素C、维生素P，味甘酸，能开胃顺

气，生津止渴，还可以起到降血压、血脂，防止胆固醇在体内沉积的作用，它还能对心血管起到很好的保护作用，可用于防治冠心病、高血压等病。

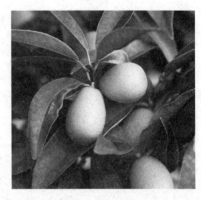

西瓜：西瓜味甘、性寒，具有清热解暑、生津止渴的作用，可防治冠心病、高血压等疾病。

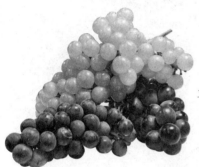

葡萄：葡萄含有大量的类黄酮，能有效地防止动脉阻塞，可用来防治冠心病、高血压等病。研究表明，平均每天食用含约30克类黄酮食品的冠心病患者，可使死亡率下降50%。

6. 适合冠心病患者的山珍有哪些

冠心病患者适宜食用哪些山珍呢？以下介绍几种：

黑木耳：研究发现黑木耳有减低血液凝固、减慢血小板凝聚和防止血液中胆固醇沉淀的作用。中老年人经常食用，有益于防范中风、冠心病，减少脑血栓和心肌梗死的发生。这与阿司匹林的作用相似，但黑木耳没有阿司匹林的副作用。黑木耳含有较多的胶质样活性物质，能明显缩短凝血时间，起到疏通血管、防止血栓形成的作用。由于黑木耳具有独特的止血和活血双向调剂作用，所以又有

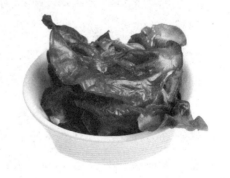

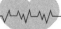
"天然抗凝剂"之美称，对防治冠心病和心脑血管病十分有益。

竹荪：竹荪味甘，微苦，性凉；具有补气养阴、润肺止咳、清热利湿的功效；主治高血压、高血脂等病症。竹荪能够保护肝脏，减少腹壁脂肪的积存，有俗称"刮油"的作用，从而产生降血压、降血脂和减肥的效果，既然具有这样一些作用，那其对于冠心病患者的保护显而易见。

栗子：栗子含有丰富的不饱和脂肪酸、多种维生素和矿物质，可有效地预防和治疗高血压、冠心病、动脉硬化等心血管疾病，有益于人体健康。

松子：松仁，又名松子仁、海松子。它富含脂肪油，约占74%之多，其中以油酸酯、亚油酸酯为主，并含有丰富的蛋白质、挥发油、糖、磷、铁、钙等。中医认为松子仁性温味甘，有补气充饥、养液熄风、调肺滑肠的功效，其中富含的不饱和脂肪酸，如亚油酸、亚麻油酸等，能降低血脂，预防心血管疾病。

竹笋：竹笋除含有丰富的植物蛋白、脂肪、糖类外，还含有大量的胡萝卜素，维生素B_1、维生素B_2、维生素C和钙、磷、铁、镁等；在竹笋所含的蛋白质中，至少有16种氨基酸。它是一种低脂肪、低糖、多纤维素的食品，具有促进肠道蠕动，帮助消化，防治便秘的效果。另外，竹笋营养丰富，含人体所需的多种氨基酸，还富含高蛋白、多纤

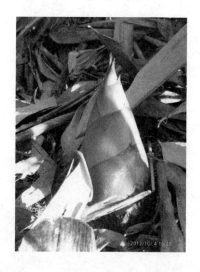

维，肥胖者和动脉硬化、高血压、冠心病、糖尿病患者，常吃竹笋有膳食养生的功效。

7. 适合冠心病患者的海鲜有哪些

有些冠心病患者喜欢食用海鲜产品，那么，是不是所有的海鲜都适合冠心病患者食用呢？答案当然是否定的，下面我们就简单介绍几种适合冠心病患者的海鲜产品。

海带：海带性寒，味咸，具有软坚散结、消痰平喘、通行利水、祛脂降压等功效。适用于冠心病、高血压病等症。现代研究表明，从海带中提取出的褐藻酸钠盐有降压作用，海带有较好的防治血管硬化作用，阳虚者不宜食用。

海参：海参性温，味甘、咸，具有补肾气、益精血、滋阴润燥的功效。现代研究表明，海参是高蛋白、低脂肪的营养食品，适合高血压、冠心病患者食用。

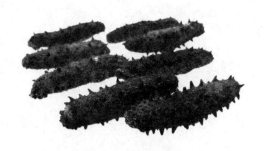

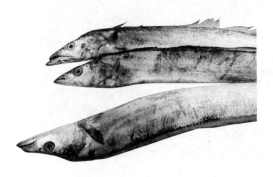

带鱼：带鱼性平、温，味甘、咸，具有补血养肝、和中开胃、润泽肌肤、祛风杀虫等功效。现代研究证明，带鱼鳞中含有较多的卵磷脂，可以健脑、抗衰老。此外，带鱼鳞中的油脂较

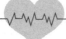

多，含有多种不饱和脂肪酸，其胆固醇含量并不高，能增加皮肤细胞的活力，因而冠心病患者经常食用一些带鱼有益无害。

淡菜：淡菜性温，味咸、甘，具有补肝肾、益精血、清心安神、滋阴调经等功效，适用于高血压、冠心病等症。淡菜性偏温，素体阳强者不宜服用，脾胃虚寒者忌食。

8. 冠心病患者为什么要少吃糖

随着人们生活水平的提高，对含糖量高的点心、饮料、水果的需求和消耗日益增多，使摄入的糖量大大超过人体需要。

研究证明，过多的糖不能及时被消耗掉，多余的糖在体内转化为甘油三酯和胆固醇，促进了动脉粥样硬化的发生和发展。有些糖转化为脂肪在体内堆积下来，久之则体重增加，血压水平升高，使心肺负担加重。而且食糖过多可使血中甘油三酯急剧增加，造成高脂血症，进而影响凝血机制和血小板功能。而肥胖、高血压、高脂血症都是冠心病的易患因素。

鉴于以上因素，冠心病患者要切记减少食糖摄入，以更好地防治冠心病。

那么，每天吃多少糖才能控制胆固醇升高呢？调查显示，每天食用糖的数量，应控制在50克以下。最好是不吃糖果，少吃点心，做菜也尽量少放糖。

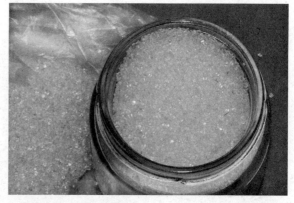

9. 冠心病患者为何要少吃盐

目前普遍认为，钠摄入量在促进高血压发病中起着一定的作用。同时，钠促进血液循环，增加心排血量，直接增加心脏负担，对心脏血流供应不足的冠心病患者是不利的。因此，对冠心病特别是合并高血压的患者，限制食盐可作为一种非药物性治疗手段。

那么，冠心病患者应限制多少食盐为宜呢？这要根据患者是否同时患有高血压，以及高血压的病情来决定。有人提出较为严格的限盐量，规定每日不超过5克。有的人则较难做到并坚持。专家认为，应根据自己的情况，逐渐限制食盐用量，使自己的口味渐渐习惯于低盐膳食。具体做法是：烹调时在菜看出锅前将盐撒在食物上，盐味便可以明显地感觉出来；还可利用糖、醋、香料等调味品，来增加食物味道，以减少食盐用量。目前市场上出售的低钠盐，也是限盐（限钠）的一个较好的选择。

需要指出的是，钾盐可以保护心肌细胞。促进钠排泄的降压药，常常增加钾排泄，造成体内缺钾。因此，膳食中于限盐（限钠）的同时，应多吃含钾的食物，例如五谷杂粮、豆类、肉类、蔬菜和水果均含有一定量的钾。

10. 冠心病患者应禁食大蒜、洋葱吗

大蒜和洋葱，是较常用的调味品。

大量临床实验研究发现，大蒜及其有效成分，对高脂血症有预防作用，使血清胆固醇明显减少，全血凝集时间明显延长，且大蒜及洋葱可以防止 α-脂蛋白下降，提高纤维蛋白溶解性。又有实验表明，生吃比熟

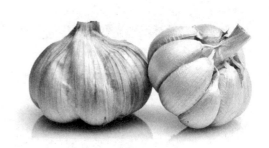

吃作用效果更明显，每日按每千克体重食用1克生大蒜或2克生洋葱可起到预防作用，减慢或防止动脉粥样硬化的形成。

由此可见，冠心病患者不应禁食大蒜和洋葱。

11. 冠心病患者可以喝牛奶吗

牛奶是生活中常见的一种营养饮品，它既能降低血压和胆固醇，也有助于防止冠心病发展，对冠心病患者有益无害。

牛奶可降低胆固醇： 牛奶中含有可以抑制人体肝脏合成胆固醇的物质。另外，牛奶中含有丰富的钙和乳清酸，这两种物质均可以降低食物中胆固醇的吸收。

适量喝牛奶可降血压： 有报告称，天天饮牛奶600毫升，可使血压下降4%。牛奶不仅含钙量高，而且吸收好，钙对心肌还有保护作用。牛奶还含有多种维生素和无机盐。老年人，尤其是冠心病患者，如能经常饮用一些脱脂奶、酸奶等食物，对身体良好的营养状况，延缓冠心病的发展很有好处。

需要提醒的是，服丹参片的冠心病患者不宜喝牛奶，因为丹参分子结构上的羟基氧、酮基氧可与牛奶中的钙离子结合成络合物，降低丹参的药效。

12. 冠心病患者饮茶应注意什么

茶具有良好的保健作用，尤其是茶含有的茶多酚对人体脂肪代谢有着重要作用。如果人体的胆固醇、甘油三酯等含量高，会导致血管内壁脂肪沉积，血管平滑肌细胞增生后形成动脉粥样硬化斑块等心血管疾病。

而实践证明，茶多酚，尤其是茶多酚中的儿茶素ECG和EGC及其氧化产物茶黄素等，有助于使这种斑状增生受到抑制，使形成血凝黏度增强的纤维蛋白原降低，凝血变清，从而抑制动脉粥样硬化。

由于茶能降低胆固醇的浓度，减轻动脉硬化程度，增强毛细血管壁的弹性，因而茶是防治冠心病的极好饮料。但是由于冠心病患者的心血管已经发生障碍，因而饮茶时应注意以下几点：

（1）在品种选择上，要结合体质、病情，因人而异。一般而言，对阴虚火盛的人，宜用绿茶，特别是半生茶，如黄山茅峰、西湖龙井；脾胃虚寒、溃疡病、慢性胃炎患者，宜饮用红茶。花茶（如茉莉花茶）是茶叶经花露熏制，性味微寒，或比较平和，适用范围较广。如果饮茶还为了降血脂、减肥，宜选乌龙茶，尤以铁观音为上乘佳品。

（2）茶能增强心室收缩，加快心率，浓茶会使上述作用加剧，血压升高，引起心悸、气短及胸闷等异常现象，严重者可造成危险后果。由于浓茶中含有大量的鞣酸，会影响人体对蛋白质等营养成分的吸收，也会引起大便干燥。因此，冠心病患者宜清淡饮茶，不宜过浓。

13. 冠心病患者能吃鸡蛋吗

鸡蛋的营养价值很高，是人们经常食用的一种动物蛋白食品。但是，蛋黄中胆固醇含量较高，所以一些冠心病患者害怕加重动脉粥样硬化或诱发冠心病而不敢吃鸡蛋。

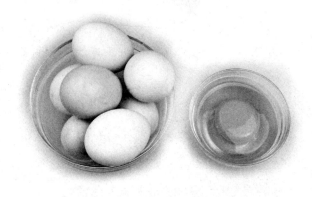

其实这种顾虑是不必要的。要知道在正常情况下，胆固醇不是一种有害物质，它也是人体不可缺少的重要物质，在体内不仅是构成细胞的基本材料之一，而且还能合成几种重要的激素。人体胆固醇的来源，一部分是身体自制的，一部分来自食物，人体每天保持着自制与吸收的平衡。

所以，冠心病患者不需要禁食鸡蛋，当然过犹不及。一般每日吃1~2个并不过分。

14. 冠心病患者为什么要多吃豆类

豆类包括大豆、蚕豆、豌豆、赤豆、绿豆等，除含有大量植物蛋白外，均含有丰富的多不饱和脂肪酸。

多不饱和脂肪酸可以促进胆固醇分解，使血中的胆固醇降低。对于降低血胆固醇的含量，防止动脉粥样斑块的形成具有重要意义。

此外，豆类还含有大量的纤维素及维生素、微量元素等。因此，中国营养学会建议，成人每人每月至少进食豆类1公斤，以增加优质蛋白，降低血清胆固醇。

15. 冠心病患者为什么只能吃七八分饱

为避免意外发生，冠心病患者应做到少量多餐，每餐七八成饱即可，不宜吃得太快太饱，原因有以下几点：

（1）正常情况下，心脏的神经自我调节能力很稳定，而患冠心病之后，心脏的系统调节能力减退。进食时，咽部的吞咽动作以及胃肠道的蠕动都会影响心脏神经的自我调节，使心脏自我调节的稳定性下降。

（2）进食过饱，迷走神经兴奋，会导致冠状动脉持续收缩，影响心脏供血。胃肠道的血管非常丰富，饱食之后，胃肠道需要大量的血液，便于消化吸收食物中的营养物质，心脏必须加班工作，以泵出更多的血液，满足胃肠道的需要。全身流动的血液是有限的，血液大量被分配到胃肠道，心脏自身的供血减少，这样势必加重心脏的负担。

（3）饱食之后，胃被胀得鼓鼓的，它会推着膈上移，于是膈上面的心脏受到挤压，心脏的功能会受到影响。

另外，饱餐后人血中的儿茶酚胺增高，这种物质极易诱发冠状动脉的痉挛，使冠状血流急剧减少，引起心绞痛，甚至心肌梗死。已有报道，饱餐是猝死的重要诱因，在猝死有诱因的可查病例中，半数以上是饱餐所诱发。

由此可见，冠心病患者，特别是在心绞痛发作的情况下，应避免暴饮暴食，以防心绞痛、梗死和猝死的发生。

16. 冠心病患者不吃早餐可以吗

对于冠心病患者来说，不吃早餐不止是个不良习惯，更是可能对身体造成严重的危害：冠心病和脑血管病人不吃早餐会增加心脏病发作和中风（脑卒中）危险。

究其原因，清晨空腹是心肌梗死和猝死的好发时间，这与长时间没有进食也有一定关系，主要是经过一夜空腹后，人体中的一种促凝血球蛋白是早餐后的7倍，这种球蛋白使血小板活性增加，凝聚性及黏附性增加，易在狭窄的冠状动脉内形成血栓，引起心绞痛甚至心肌梗死。研究还发现，不吃早餐的人胆固醇比每日吃早餐的人高33%左右，也容易诱发冠心病发作。

可见，健康人群应该养成吃早餐的好习惯，而对于冠心病患者，这个好习惯的保持则更加重要。

17. 冠心病患者能喝咖啡吗

众所周知，咖啡是兴奋刺激性饮料，可使血压升高，神经系统的兴奋性增强，导致心率加快，甚至诱发心律紊乱，从而加重心脏负担，使心肌瓣膜功能受到损害。

咖啡中所含的咖啡因，可刺激血脂及血糖增高。长期习惯于喝咖啡者，如每天喝2杯以上，其血胆固醇水平及冠心病发病率，比不喝咖啡或每天喝1杯以下者明显增高。

另外，喝咖啡可增加血液黏稠度，减缓血液流速，能够导致冠状动脉粥样硬化病情的加剧。

由此可见，喝咖啡不利于冠心病患者的康复。因此，需要提醒大家的是，不管咖啡味道多好，都不如饮白开水对身体有利。

18. 冠心病患者可以饮酒吗

饮酒与冠心病的关系仍是一个尚未解决的问题。有报道认为饮酒可增加冠心病及其心血管疾病的发病率。同时亦有报道认为饮酒可降低冠心病及其心血管疾病的发病率。

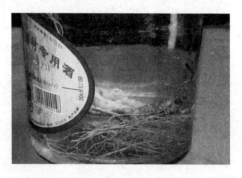

对此，当前的一些知名心血管专家认为饮酒与冠心病死亡率的关系呈V字形，即当少量饮酒时冠心病死亡率呈下降趋势，而大量饮酒时则使冠心病死亡率呈上升趋势。还有一些研究证实，少量饮酒，尤其是少量饮些葡萄酒，可以具有抑制血小板凝集作用，能够阻止冠状动脉内血栓形成和血液凝固，有助于降低冠心病及其心血管病的发病率及死亡率。然而，有关专家同时指出，长期饮酒本身即便是少量，也会在不同程度上增加高血压、肝硬化、胃癌、心肌损伤的危险性。世界卫生组织专家组并不推荐饮酒作为预防冠心病的措施。

综上所述，少量饮酒对冠心病并无害处，甚至有利。人们在日常生活中少量饮酒也并非不宜，关键在于防止一次大量饮酒及长期过量饮酒。而如果已患有心血管疾病，如高血压、糖尿病，包括冠心病在内时，则最好不要饮酒，特别是白酒应禁饮。少量葡萄酒虽有一定益处也不能长期饮用，更不可误将其作为预防冠心病的措施来饮。

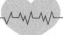

19. 冠心病患者可大量饮用可乐型饮料吗

据介绍，各类碳酸饮料中的糖分较高，长期喝容易导致发胖，而体重超标则是冠心病的危险因素之一。因此，可乐虽可解暑，但却并不是人人都适宜喝，尤其是患有冠心病及其他心脏病的人，不宜过多饮用。

冠心病患者由于心肌及心脏兴奋传导组织的异常受损，常易发生心电紊乱，出现心律失常。严重心律失常是冠心病患者的主要死因。如果大量饮用可口可乐，则可能诱发严重的心律紊乱，产生不良后果。此外，大量咖啡因可刺激冠状动脉血管，引起血管痉挛。冠心病患者的冠状动脉本来因发生粥样硬化而狭窄，如再发生血管痉挛，就可引起心肌的供血不足而诱发心绞痛，严重者可发生心肌梗死。

由此可见，冠心病患者千万不可多饮可乐型饮料。

20. 冠心病患者如何选择植物油

冠心病患者在选择植物油时一定需要注意，不是每一种植物油都适合，下面我们简单介绍几种对于冠心病有益的植物油。

花生油：含不饱和脂肪酸80%以上（其中含油酸41.2%，亚油酸37.6%）。另外还含有软脂酸、硬脂酸和花生酸等饱和脂肪酸19.9%。经常食用花生油，可以保护血管壁，防止血栓形成，有助于预防动脉硬化和冠心病。

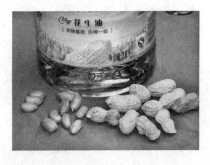

葵花籽油：葵花籽油含有丰富的亚油酸，有显著降低胆固醇，防止血管硬化和预防冠心病的作用。

红花籽油：由于其主要成分是亚油酸，所以营养价值特别高，并能起到防止人体血清胆固醇在血管壁里沉积，起到防治动脉粥样硬化及心血管疾病的医疗保健效果。

大豆油：大豆油的脂肪酸构成较好，它含有丰富的亚油酸，有显著的降低血清胆固醇含量，预防心血管疾病的功效。

21. 心肌梗死患者的饮食原则是什么

选择低脂、低胆固醇饮食。心肌梗死患者每日胆固醇总摄入量应控制在300毫克以内，应以花生油、香油、豆油、菜籽油、玉米油为烹调用油，并避免食用过多的动物性脂肪及含胆固醇高的动物内脏，可以适当吃些豆类及豆制品。

补充微量元素碘、镁。碘是维持甲状腺功能不缺少的元素。还可以减少胆固醇和钙盐在血管壁的沉积。含碘丰富的食物有海带、紫菜、海鱼、虾、海蟹、海参等。镁则可以提高心肌的兴奋性，若体内缺镁会出现心律失常，并影响冠状动脉血流，对有病的心肌更不利。含镁丰富的食物主要有豆类、豆制品、蘑菇、紫菜、虾米、芝麻酱等。

补充维生素C。维生素C有改善血管弹性、防止出血的作用，又可以促进坏死心肌的愈合。含维生素C丰富的食物主要是新鲜蔬菜和水果，尤其是猕猴桃、鲜枣、甜椒、青菜、荠菜、草莓、柑橘等。

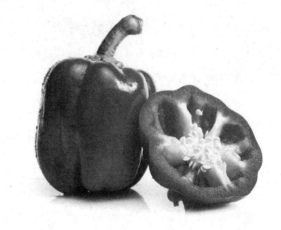

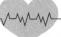

限制盐摄入。钠摄入过多，能增加血管对各种升高血压物质的敏感性，使血压升高。钠还可使血容量增加，直接增加心脏负担。因此，每日摄入盐量应少于3克（等同于酱油15毫克）；其他含钠多的食物如咸菜、腌腊制品、豆腐乳、豆酱、松花蛋等，以不吃为好。

选择易消化食物，少食多餐。由于心肌梗死患者泵血功能低，导致胃肠黏膜淤血、功能减弱，食欲不振，消化功能不良，因而应尽量吃半流质饮食，如豆腐脑、酸奶、小米红枣粥、面条、粥及面包等。同时，每餐进食量不宜过多，以免加重心脏负担，加重病情，甚至引起猝死。

少吃或不吃有刺激性的食物。此类食物如辣椒、浓茶、浓咖啡、冷饮等，会给心脏带来额外负担。

22. 心衰患者如何调节饮食

限制钠盐的摄入。可预防和减轻水肿，应根据病情选用低盐、无盐、低钠饮食。低盐，即烹调时食盐2克/天；无盐，即烹调时不添加食盐及酱油；低钠，即除烹调时不添加食盐及酱油外，全天主副食含钠量小于500毫克。大量利尿时应适当增加食盐的量以预防低钠综合征。

限制水的摄入。充血性心力衰竭中水的潴留主要继发于钠的潴留。身体内潴留7克氯化钠的同时，必须潴留1升水，才能维持体内渗透压的平衡，故在采取低钠饮食时，可不必严格限制进水量。对于严重心力衰竭，尤其是伴有肾功能减退的患者，由于排水能力减低，故在采取低钠饮食的同时，必须适当控制水分的摄入。

钾的摄入。钾平衡失调是充血性心力衰竭中最常出现的电解质紊乱之一。故对长期使用利尿剂治疗的病人应鼓励其多摄食含钾量较高的食物和水果，例如香蕉、橘子、枣子、番木瓜等。

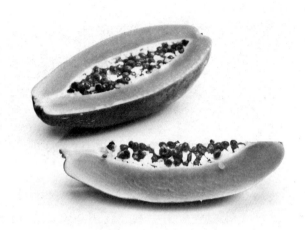

热量和蛋白质不宜过高。一般说来，对蛋白质的摄入量不必限制过严，每天每公斤体重1克，每天50～70克，但当心衰严重时，则宜减少蛋白质的供给，每天每公斤体重0.8克。

限制脂肪。因脂肪产热量高，不利于消化，在胃内停留时间较长，使胃饱胀不适；过多的脂肪能抑制胃酸分泌，影响消化；并可能包绕心脏、压迫心肌；或腹部脂肪过多使横膈上升，压迫心脏，使心脏感到闷胀不适。

补充维生素。充血性心力衰竭患者一般胃纳较差，加上低钠饮食缺乏味道，故膳食应注意富含多种维生素，如鲜嫩蔬菜、绿叶菜汁、山楂、鲜枣、草莓、香蕉、橘子等，必要时应口服补充维生素B和维生素C等。

需要强调的是，心衰患者的饮食，应吃一些清淡的、易消化的食物，多吃水果、蔬菜、豆制品，晚餐一定要少吃。要坚决控制盐的摄入量。每天控制在5克以下，如果是重度心衰要在3克以下。调味可以用醋、胡椒、姜等。少吃辣椒等刺激性食品，不喝浓茶、咖啡。戒烟戒酒。还可以多吃一些冬瓜，冬瓜有利尿的作用。心衰患者终生需要服药。服用利尿剂要定时到医院检查钾和电解质的情况。利尿剂会造成钾的丢失，丢失之后还会引起心律失常。

二 运动锻炼要适度

1. 冠心病患者如何选择运动项目

适量运动对于冠心病的防治具有积极意义。但是，由于冠心病带来的心脏功能受损，冠心病患者应该选择适合的运动项目。

步行。以步行为锻炼项目者，每次可散步45～60分钟，或每日步行1000～2000米，中间穿插快速步行（每分钟100步以上的快速步行，可使心率达100～110次/分钟）。步行时要步态稳定，呼吸自然，防止跌倒。

慢跑。慢跑时应先做好准备运动，穿合脚的运动鞋，跑步时保持轻松的步伐，注意地面和周围环境，防止失足跌伤，慢跑中也可交叉进行步行，跑完步后可缓步慢行，或做肢体活动、体操等运动。

骑自行车。锻炼时应将车座高度和车把弯度调好，行车中保持上身稍前倾，避免用力握把，宜在运动场内锻炼。如有条件可应用功率自行车在室内进行运动锻炼，它的优点是运动量标准化，便于观察比较。

游泳。体力较好、原来会游泳、具有条件可以长期坚持者，可以从事这项体育锻炼，但应做好准备运动，并应避免运动时间过久，以防止肌肉痉挛。

其他锻炼项目：还有太极拳、体操及气功等，可根据具体情况适当选择。

值得注意的是，体育锻炼虽然对冠心病患者有益，但进行不当，给冠心病患者带来的危害也屡见不鲜。因此，冠心病患者在参加体育锻炼时，应注意以下问题：

（1）避免在大量进餐，喝浓茶、咖啡等两小时内锻炼，也不应在运动后一小时内进餐。

（2）运动前不喝酒不吸烟；运动前后避免情绪激动。

（3）运动要循序渐进，持之以恒，平时不运动者，不要突然从事剧烈的运动。

（4）大运动量锻炼时，应避免穿得太厚，影响散热，增加心率，心率增快会使心肌耗氧量增加。

（5）运动后避免马上洗热水澡或用热水沐浴，至少应在休息15分钟后，并控制水温在40℃以下，因为全身浸在热水中，必然造成广泛的血管扩张，而使心脏供血相对减少。

2. 冠心病患者住院期间如何做康复运动

医学界早已发现，运动在冠心病的预防、康复上都有显著功效。但是，住院期间的冠心病患者运动得循序渐进，由慢到快，由短到长，强度由轻到强。比如，先绕着室内和房子周围，扶着东西走动。直到感觉没有困难时再开始散步。开始行走的速度以感觉舒适为标准，以后再逐渐加快步伐，以增加心率和呼吸频率。而散步的距离也可以慢慢增加，只要能够耐受可以慢慢地上楼梯，上小山坡。

当然，运动中如果胸疼、气短、哮喘和疲劳，应该立刻停止，等这些症状消失了，再以较慢的速度继续活动。当然，疲劳是不可避免的，活动时你会感到自己的心脏跳动非常强，但只要心跳规则不特别快，这是正常的，不要有顾虑。

但也可能有异常情况，少数情况下，患者会感到心脏突然失控或跳速过快，或感到轻度头晕乏力、脉搏不规则，出现这种情况就必须和医师联

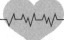

系诊断。

以下为冠心病患者住院期间的训练建议：

第一周：每天2次，每次5分钟散步。

第二周：每天2次，每次10分钟散步。

第三周：每天2次，每次20分钟散步。

3. 冠心病患者应如何散步

散步是一种常用的锻炼方式。看似很简单，其实有大学问，应根据个人情况，选择不同的方式、时间和运动量，才能使锻炼更有针对性。

首先，步速要慢，以免诱发心绞痛；时间不宜过长，每次30分钟左右。可选空气清新的绿荫小道或公园，保持轻松的心情踱步慢行。

其次，应多留意心率，散步的合适心率为每分钟不超过"170–年龄"。如65岁的老人，170–65=105，则他走路时的心率应保持在105次左右，最高别超过125次/分钟。

另外，要做到力所能及，在不引起喘息、胸闷等症状的情况下，进行适当运动。运动时出点汗，呼吸顺畅，就能达到很好的效果。运动强度要视个人而定，冠心病的严重程度不一样，运动强度也不一样，这点最好咨询专业的医生，请医生指导运动方式和运动量。

再者，结伴而行，随身携带药物，以防出现危急情况。

需要特别提醒的是，冠心病患者不宜吃完饭立即散步。对于冠心病患者来说，进食后体内血液会处于高凝性，容易形成血栓，饭后立即散步易诱发心绞痛，甚至心肌梗死。因此，冠心病患者散步应在餐后1小时后，这样长期坚持可促进冠状动脉侧支循环形成，有助于改善心肌代谢，并减轻血管硬化。

4. 冠心病患者应如何慢跑

慢跑是一种常见的有氧运动方式，以下介绍冠心病患者应如何科学地慢跑。

跑速要慢。不同的跑速对心脑血管的刺激是不同的，慢速跑对心脏的刺激比较温和。

步幅要小。动作要均衡，小步幅跑可主动降低肌肉在每跑一步中用力强度，尽可能减缓疲劳程度，延长跑步时间。

跑程要长。跑程长时人体可主动地将当前血液中的血糖全部消耗掉，同时还可消耗掉体内蓄积的多余热量，这种主动消耗，是降低血脂、血糖及缓解血压的最好方法。

要因人而异。这是从事健身跑的重要原则，每个人的体质和病情不同，因此在跑步中一定要结合自身情况进行。

注意科学营养。许多人认为跑步的运动量很大，需大量补充动物蛋白，其实这是一种误区，慢跑主要是消耗血糖，对蛋白质的需求不大，跑步后补充碳水化合物食品为宜。

走跑交替进行锻炼。可以先走一段，然后再慢慢跑一段，这样交替进行锻炼，最后慢慢缩短走的时间，加大跑步时间，直至过渡到跑30分钟。

另外，还应强调，在高温酷暑天，应避开中午高温时段去运动，大雾天及寒冷天气也不主张锻炼，以黄昏后为宜。

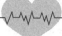

5. 冠心病患者骑自行车应注意什么

研究表明，骑自行车和跑步、游泳一样，是一种能改善人们心肺功能的有氧耐力性锻炼。在日常生活中，冠心病患者除了应该要积极配合医生接受治疗之外，同时还可以通过一些简单的运动来改善自身症状，比如骑自行车就是很好的运动方式，但是冠心病患者在骑车时有一些注意事项。

（1）运动时应将车座高度和车把弯度调好，行车中保持上身稍前倾，避免用力握把，宜在运动场内锻炼。如有条件可应用功率自行车在室内进行运动锻炼，它的优点是运动量标准化，便于观察比较。

（2）运动时，不要过快低头。避免长时间屏气用力。运动前要做好准备活动，运动后要做好放松整理。已有心绞痛、心律失常、心衰的患者，要以不出现心绞痛、不引起呼吸困难、不出现身体不舒服为原则。

值得注意的是，尽管自行车运动能够对心血管等疾病的预防有好处，但因骑车时运动量增大，使心脏负担加重，心肌供血不足，且精神紧张，易诱发冠心病。因此，如果没有医生的指导，不科学的自行车运动会使冠心病患者心脏负担加重，所以患有冠心病的人不适合经常从事这项运动。

6. 冠心病患者游泳应注意什么

游泳是一种健身防病的良好运动，能消耗热量、增加食欲、改善心肺功能，对冠心病也有一定的防治效果。然而并不是所有的冠心病患者都适合游泳，一般而言，有下述情况之一者，不宜参加游泳活动：

（1）心绞痛发作较为频繁，且又易于运动后诱发者。

（2）平日常感胸闷、胸痛、心悸、头晕或有明显乏力者。

（3）自测脉搏，发现有心动过速、心动过缓或心律不齐者。

（4）血压过高、过低或波动不定者。

（5）心电图检查，近期有明显异常者。

（6）正在发烧者。

那些尚未出现症状的隐性冠心病患者，病情比较稳定的慢性冠脉供血不足者或曾有小面积心肌梗死，但已痊愈者，可以参加游泳活动，但要严格注意以下几点：

（1）游泳前应去医院做一次全面检查，对心脏功能作出评价，并取得医生的同意。

（2）游泳时一定要有人陪同，切不可独自一人前往。

（3）下水前要充分做好准备运动，以适应水下环境。

（4）水的深度以齐胸为宜，不可随意到深水区去。

（5）游泳时的最大强度，应以脉搏速率来控制，常用的公式为：170-年龄数=脉搏数。比如一个人，年龄为55岁，那么他的脉搏应为170-55=115，也就是说，此人的运动最大强度，应以不使心率超过115次/分钟为宜，过高则可能不安全。

（6）水温在20℃左右最为合适，天气过凉时，下雨天，刮风天，最好不要下水。

（7）水中停留时间不宜过长，一般以0.5～1小时为好，即使身体情况良好，也应当到岸上休息片刻后，再适当延长时间。

（8）饥饿、饱餐、饮酒后都不宜下水，出大汗时，也不可立即下水。

（9）游泳时应随身携带保健盒，或让陪同人员代为保存，以防万一。

（10）游泳后应定期去医院做心电检查，做好医疗监护。

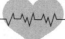

7. 冠心病患者为什么不宜清晨锻炼

清晨，是人们进行体育运动和患者进行康复锻炼的黄金时间。但调查发现，清晨又是心脏病发作的高峰时间。在1天24小时中，上午6～9时是心脏病发作的"高峰期"。其原因可能为：

（1）上午的动脉血压较高，增加了粥样硬化斑块断裂的可能性，促使血栓形成的胶原纤维暴露出来，血小板聚集进一步增加，在粥样硬化的冠状动脉损伤处形成血小板凝集物，引起继发性缺血，导致心脏病发作。

（2）上午的交感神经系统活动性增高，心肌生物电不稳定性增加，激发致死性心律失常的出现，引起猝死。

所以，冠心病患者在进行体育锻炼时，最好避开心脏病发作的"高峰期"，不宜在清晨锻炼。

8. 冠心病患者为什么不宜只做局部运动

适当的活动包括合适的运动量和运动方式。临床医生发现，一些冠心病患者在做全身性运动时冠心病不易发作，而在做局部性肌肉活动时，尽管运动量并不比全身性活动大，反而容易诱发冠心病。进一步的研究表明，这是由于机体的供血方式以及由此而引起的血压变化决定的，因为机体的血液供应有一个"多劳多得"的原则。

在局部性肌肉活动（如上肢或下肢的运动）时，活动部分的肌肉血管舒张，大部分不活动的肌肉血管收缩，引起血压显著升高，加重心脏负担。在心脑功能本来弱的情况下，患者极易发生心肌梗死。

可见，冠心病患者在室内活动时，不宜进行局部肌肉活动，如用哑铃、拉力器、单双杠等进行锻炼。

9. 冠心病患者为什么不宜做深呼吸锻炼

深呼吸锻炼是比较流行的健身法。然而，近年来的科学研究和临床观察都发现，深呼吸会给人体带来诸多危害，特别是冠心病患者，过度深呼吸会诱发心脑血管收缩，对患者有致命的威胁。

人体在呼吸过程中，吸入氧气并排出二氧化碳。但过度地深呼吸会使血液中二氧化碳大量排出，此时机体即会作出自我调节，指令血管口径缩小，这样，就会引起循环阻力增加，从而导致血压大幅增高，而高血压本身就是冠心病的危险因素之一。

研究发现，强烈地深呼吸可使血管狭窄50%～66%，使大脑、心脏、肾脏等重要脏器的血流量减少75%～80%。特别是有心绞痛病史的冠心病患者，若强烈地深呼吸2～5分钟，常会诱发剧烈的心绞痛发作，甚至发生心肌梗死。

因此，对已发生动脉硬化，尤其是冠心病患者，以不进行深呼吸锻炼为宜，以免诱发心脑血管意外。

10. 冠心病患者有哪些床上健身法

某些在床上也可以进行的健身法对于冠心病患者的恢复也有益处。

（1）坐在床上，两腿伸直并拢，脚尖尽量向下绷直，双臂向前伸直，双手掌心朝脚尖方向做推的动作，同时呼气，双手应尽量向脚尖方向推，推到不能向前时，保持3秒钟，收回手掌并吸气。连续往返30次，每天早晚各做一遍。有利于按摩内脏，调理肠胃，预防和治疗冠心病。

（2）双腿盘坐在床上，双手掌放在膝盖上，双目微闭，舌抵上腭，以腰部为轴，慢慢旋转上身，旋转时尽量弯曲，上身前俯。先自右向左旋转30次，再自左向右旋转30次，每旋转1次约25秒，全部完成约30分钟，一般在睡前进行。可调节神经，促进睡眠。

（3）用棉布缝制一个长约1米、直径约35厘米的布口袋，用海绵或棉絮填充好，做成一个椭圆形的长枕。睡眠时应侧卧，长枕下端可垫在大腿下面。这样可使睡眠姿势较好，肩关节拉开，减轻上肢关节的"晨僵"现象。

11. 冠心病患者有哪些适宜的医疗保健操

在日常生活中，经常练习一些实用的保健操，可以预防或减少冠心病的发生，下面我们就介绍几种保健操的方法：

打双耳

每天早、中、晚用手掌拍打双耳，拍打时掌距为10～15厘米，每回拍打100次，力量适中，不可过猛。

耸肩膀

将双肩上提，缓慢放松，如此一提一松，反复进行，早晚各做5分钟左右。

捏腋窝

每天早晚坚持捏腋窝5分钟左右。具体方法是，左右臂交于胸前，左手按捏右腋窝，右手按捏左腋窝，运用腕力带动中、食、无名指有节律地轻轻按捏腋窝肌肉。

伸懒腰

两手交叉于胸前，自胸至头顶上伸，似举重样，将腰带起，如此数次。

拍巴掌

自然站立，全身放松，两手掌心相对，鼓掌，动作宜缓慢，用力要适度，以手掌发热为宜，连续30次为一遍。每日早、中、晚各做一遍。

12. 冠心病患者有哪些适宜的健心操

取站立位。两脚分开，平行站立与肩等宽。

展臂提臀

两臂从体侧提起向左右伸展与肩同平，同时提起足跟并配合深吸气，稍停后缓慢呼气，双臂及足跟落下。反复做18次。

叉腰呼吸

双手叉腰，拇指在后，其余四指在前，肘尖向外，吸气时扩胸，双肘尖移向斜后方，呼气时缩胸，双肘尖移向斜前方，重复做18次。

升降抚胸

双手在下腹部指尖相对，掌心向上。吸气时双手向上平托，然后双手抚在胸部心脏水平，同时做一次呼吸，当呼气时双手离开胸部，掌心向下，移到小腹前翻掌心向上。升降抚胸一次需进行2次呼吸。反复升降18次。

蹲起抱膝

双腿并拢，两臂向斜上方伸展、扩胸，同时吸气；然后屈膝缓慢下蹲，双手向下抱住双膝，下蹲时呼气，调整呼吸后缓慢站立。反复做9～18次。每天练习1～2次。

居家调养有讲究

1. 冠心病患者的睡眠时间越长越好吗

众所周知，冠心病患者需要充足的睡眠，但是这个充足是不是越多越好呢？

美国西弗吉尼亚大学医学院的研究人员对美国2005年的一份关于3万名成年人的数据报告进行分析后发现，每天睡7小时，对心脏最好。包括打盹在内，每天睡眠时间超过或不到7小时的人，患心血管疾病的概率较高。研究亦发现，睡眠量的异常也会导致心血管健康问题，如睡眠不足可导致高血压，使冠心病危险增加；而睡眠过多，则易发生血栓事件。

因此，适应个体生物钟的睡眠时间选择，则可提高睡眠效率，减少心血管事件。合理睡眠还包括午间小憩，对于补充睡眠质量和心血管保健有着重要的意义。

2. 冠心病患者应怎样科学补水

水有止渴、镇静、稀释血液、散热、润滑、利尿、运送营养等功效，已有研究证明，水与冠心病发作密切相关。

机体缺水时，血液中红细胞、血小板等有形成分的密度相对增大，血浆渗透压升高，血流速度减慢，可促进血小板在血管壁的黏附、聚集，使冠心病患者发生急性心肌梗死等心血管事件的危险上升。

据统计，心绞痛、心肌梗死多在睡眠时或早晨发作，这与人体凌晨缺水不无关系。人在夜间因呼吸和出汗会消耗部分水分，加之一些人有起夜（小便多）习惯，水随之消耗也较多。夜间缺水会使血液黏稠度升高，血流量减少，血小板凝聚，粥样硬化的血管更易产生栓塞，当栓子脱落在脑动脉、冠状动脉及其分支内时，心肌就可出现急性供血不足导致坏死。所以，重视饮水是预防心梗发生的重要保健方法之一。

由于不少人对缺水反应不太敏感，会因"不渴"而不愿喝水，身体经常处于一种轻度脱水状态而不自觉。因此，冠心病患者即使口不渴也要常喝点水。可根据自身情况，在临睡前半小时，适当喝些水。早晨起床后，首先饮一杯水（200毫升左右），可及时稀释过稠的血液，促进血液流动。夜尿多者，起解时可喝些白开水，能补偿体液的消耗。当气候炎热或饮食过咸时，更应多喝些水，这既可补充流失的水分，也可将废物及时排出体外，防止人体酸性化而损害血管。

3. 冠心病患者为什么要重视"倒春寒"

一些冠心病患者往往不太在意"倒春寒"的天气，不注意收看天气预报，到户外活动筋骨、呼吸新鲜空气的时候，过早脱下保暖衣物。冠心病患者受到寒冷刺激后，体表温度会急剧下降，为了维持正常体温，新陈代谢加快，这就有赖于心脏加紧工作，输出更多血液，加重了心脏负担，极易诱发心绞痛、心力衰竭等，对原已患病的心脏极为不利。另外，受到寒冷刺激后，还会引起血管收缩、血液黏度增高、血流阻力增大，血压明显上升。时间长了，冠状动脉就会发生痉挛，容易被粥样斑块堵塞，增加发生心绞痛、心肌梗死的危险性。此外，春季气候转暖，各种细菌或病毒容易滋生或繁殖，易发生呼吸道传染病，而冠心病患者

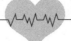

因体质较差，容易受到传染，使原有病情加重。

所以，冠心病患者要重视"倒春寒"带来的危害，遵循"春捂"这一养生规律，注意保暖，不要急于脱减衣服。饮食方面可多吃低脂、富于营养的荤食，如瘦肉、鱼类和鸡蛋，以增加身体的御寒力和抵抗力。

4. 冠心病患者可以饱餐后沐浴吗

生活中有这样的事件：有的冠心病患者饱餐后即去沐浴，结果沐浴不久便倒于盆中，虽经积极抢救也无济于事。这是为什么呢？

这是因为在正常情况下，胃肠道的血管极其丰富，进食后，因消化与吸收的需要，肠胃开始工作，心输出量增加，腹腔脏器处于充血状态，心肌的供血就会相对不足，在此基础上如果饱餐，一方面加重心脏的负担，同时还可使冠状动脉收缩，血供减少，心肌进一步缺血、缺氧，加重心功能不全。更有甚者，因饱餐后迷走神经兴奋而致窦房结节律性减低，引起心跳停止。基于上述原因，饱餐后沐浴危险性就更大了，因为入浴后全身小血管扩张，心脏和脑部更加缺血和缺氧，所以极易造成猝死。

由此可见，冠心病应绝对避免饱餐后立即沐浴，以免造成严重后果。

5. 冠心病患者洗澡时应注意什么

冠心病患者洗澡时应注意控制水温，通常以25℃～40℃为最佳。不宜进行温度过高的热水澡，如蒸汽浴、桑拿浴等。洗澡的水温过高会使患者的毛细血管扩张，进而增加心脏的负荷。与此同时，冠心病患者也不宜洗冷水浴，否则容易诱发心绞痛。另外，患者在洗澡时一定要注意做好防寒保暖措施，以免浴室内与外面的温差过大，刺激患者或引发感冒。

冠心病患者如果需要服药，最好安排在洗澡前。另外，洗澡前还可以喝一杯热水，以补充身体的血液容量。洗澡时还应避免饥饿、饱餐，饥饿时洗澡加重了体能消耗，而饱餐一方面会造成心脏供血不足，另一方面饱食后胃膨胀、横膈上移，进一步加重了心脏的负担，诱发心绞痛发作。在进入浴室时，也应注意室内的通风情况，最好不要长时间待在过于密闭的浴室内。要控制好室内的温度和湿度，保证一个舒适的洗澡空间。要注意的是，冠心病患者洗澡时，最好在家属的陪同下进行。这样能保证当患者在浴室滑倒或出现其他意外时，呼救时有人能听到，也能及时救援。

值得注意的是，冠心病患者洗头、洗澡时，时间不宜过长。病情较重的冠心病患者洗头时应避免弯腰、低头，尽量取平卧位，以保持呼吸道通畅，由他人帮助洗头。

6. 冠心病患者怎样进行晚间调理

冠心病患者容易在晚间发病，尤其是晚上9点到11点，所以冠心病患者一定要做好调理保健工作。

（1）冠心病患者晚餐不要吃得太饱，八分饱即可。吃得太饱，会造成胃肠膨胀，会使呼吸困难，容易加重心脏负担，引起心绞痛及心肌梗死，为冠心病发作提供条件。

（2）冠心病患者在晚间要保持心情的平稳，尽量少看电视，不看紧张、刺激恐怖的节目或影片，不与人争吵，听听轻缓的音乐。

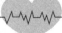

（3）冠心病患者要有一个宁静舒适的睡眠环境，这样才能保持睡眠的充足，减少发病的概率。

（4）冠心病患者要留意保暖，尤其是冬天，同时尽量减少性生活，避免因为同房过于激烈和频繁而引发冠心病。冠心病患者要在床头自备急救药盒，以便病情发作时能进行缓解。

另外，冠心病患者最好和他人同居一室，如果出现异常现象，如鼾声异常、大口喘气、尖叫或呻吟不止时，能够得到及时救助。

7. 冠心病与便秘有什么关系

冠心病与便秘是相互影响的关系。

一方面，冠心病容易加重和诱发便秘。冠心病多发生于中老年人，而中老年人因饮食习惯改变，纤维素摄入减少，饮水量减少，活动量减少，加上内分泌改变，各脏器功能下降，肠蠕动功能减弱，易患各种类型便秘。

另一方面，便秘又可以加重冠心病病情，加重心脏负荷。便秘引起的腹胀可使膈肌升高，影响肺的通换气功能及心脏的供血与供氧状况。尤其是排便时，由于排便费力，氧耗量增加，使心跳加快，心肌耗氧量增加，心肌缺血状态加重，诱发心绞痛，甚至发生心绞痛性晕厥，或导致更为严重的心肌梗死。

所以，已有冠心病的患者，应保持大便通畅，养成定时排便的好习惯，如此可避免在排便时因用力过猛而诱发冠状血管破裂或痉挛及脑血管疾病的发生。

8. 冠心病患者参加娱乐活动应注意什么

冠心病患者在娱乐活动中应注意以下事项：

（1）娱乐活动应选择在通风良好、空气新鲜、气候宜人的地方进行。

（2）活动时尽量避免情绪过度激动；老年人应以平和的心态进行娱乐活动，通过娱乐来调整自己的精神状态，忌争强好胜，赌输赢等，不应为一点小事互不相让，争吵不休。

（3）娱乐活动时间的选择要恰当，切忌娱乐的时间过长，以感觉不疲劳、乏力为度。一旦如果出现胸闷、胸痛、气促等症状，应立即停止娱乐活动，及时诊治。病情较重、体质较差者，娱乐时间应短些，每天约30分钟；病情较轻、体质较好者，娱乐时间可适当长些，每天1～2小时。

（4）尽量避免饱餐后或饥饿时进行娱乐活动。

（5）可选择跳交谊舞等，不宜选择动作剧烈的摇滚、迪斯科等，同时应选择柔美、动听、抒情的音乐伴奏，使心血管系统得到科学的锻炼。

9. 冠心病患者旅行时应携带哪些常用药物

冠心病患者旅行时应携带一些平时服用的药物，常用的药物有：

（1）硝酸酯制剂：主要包括硝酸甘油、消心痛、单硝酸异山梨酯、长效硝酸甘油制剂等。

（2）肾上腺素能β-受体阻滞剂（β-阻滞剂）：常用的制剂有普萘洛尔、氧烯洛尔、烯丙洛尔、吲哚洛尔、美托洛尔、阿替洛尔、纳多洛尔。

（3）钙通道阻滞剂：常用制剂有维拉帕米、硝苯地平、地尔硫卓、

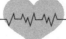

尼卡地平等。

（4）抗血小板药物：如阿司匹林、双嘧达莫、苯磺唑磺等。

（5）调整血脂药物：如烟酸、普伐他汀、洛伐他汀、辛伐他汀等。

（6）溶血栓药物：如华法林、肝素、尿激酶、链激酶等。

（7）中医中药：以活血（常用丹参、红花、川芎、蒲黄、郁金等）和化瘀（常用苏合香丸、苏冰滴丸、宽胸丸、保心丸、麝香保心丸等）类处方最为常用。

除此以外，还应备有腹泻、感冒、解热镇痛之类的药物。急救药更应随身携带，以备急用。

需要特别提醒的是，冠心病患者尽量不要一个人旅行，如果只有一个人旅行，务必备一张小卡片在身上，内容应包括姓名、年龄、地址、电话、病史等个人基本情况，方便在发生意外时得到正确的救助。

10. 冠心病患者能坐飞机旅行吗

很多冠心病患者共同关心的一个问题就是：出游、出行是否可以选择乘坐飞机？

一般说来，日常活动无明显不适、无心绞痛发作的冠心病患者，是可以坐飞机的。飞机是当前运行速度最快的交通工具，能大大缩短旅途时间，使冠心病患者减少旅途的疲劳。现代科学技术快速发展，飞机上乘坐条件越来越好，飞机舱室内并不缺氧，这一切，对冠心病患者都是有益的。

但一定要注意，不是所有的冠心病患者都能乘飞机，患有急性心肌梗死及严重心律失常、心力衰竭、频发心绞痛、血压过高的冠心病患者，均不宜乘飞机。

因为空中旅行时的治疗与急救条件毕竟有限，而且飞机起飞与降落时的"离心"感觉，有时会诱使心脏病急性发作。所以，冠心病患者在乘飞机前，最好先到医院进行检查，征求医生的意见，乘飞机时应随身携带必要的急救药物，以防万一。

11. 冠心病与牙周炎有什么关系

研究证实，牙周炎可能是冠心病的重要潜在危险因素。

原来，牙周炎会造成牙石和牙垢堆积，致使细菌和菌斑在口腔内发生炎性作用，导致牙龈发炎肿胀。当这些口腔细菌与毒素随血液循环进入身体的各个部位时，就会引起炎症，加速动脉粥样斑块的形成，导致冠心病恶化。

另外，研究证明，糖尿病患者更容易患牙周病，且发病较严重。同时，患牙周炎的糖尿病患者，牙周炎得到有效控制后，血糖水平可明显下降。在血糖代谢水平控制不佳的情况下，糖尿病患者容易发生牙周组织感染，这会进一步加大控制血糖水平的难度。

如果能积极有效地控制牙周感染，保持牙周组织的健康状态，可以显著改善个体的血糖代谢控制水平，因此冠心病与牙周炎的关系不言而喻，我们为了预防冠心病，也不能忽视牙周炎。

12. 病史越长的人越容易发病死亡吗

临床观察发现，冠心病患者的病史越长越能长寿。这是因为刚发生冠心病时，侧支循环尚不完善，所以较易引起相应的急性心肌缺血。急性血管闭塞时就会发生心肌梗死，或引起严重的心律失常，导致猝死。而随着病程的延长，侧支循环日趋完善，支流血管增宽，数量增多，就不易再发生急性心肌缺血。所以，冠心病史越长的患者越能长寿。

13. 冠心病患者的性生活应注意什么

性生活是一周身的兴奋过程，可使心率和呼吸加速、血压升高、肌肉紧张、氧消耗增加。因此，这对患有严重的高血压、冠心病、心绞痛，尤其是心肌梗死、心功能不全的患者来说是极为不利的。

因此，对有严重高血压、冠心病不稳定型心绞痛、心肌梗死、心功能不全和脑血管病的患者来说应节制性欲。

但是，节制性欲并不意味着绝对不能有性生活，冠心病患者在病情稳定的情况下可适度进行性生活，应注意以下几点：

（1）无心力衰竭或心律失常等合并症的急性心肌梗死患者，在康复后6个月才可恢复性生活。

（2）如恢复性生活后，近期内心绞痛发作频繁，或疼痛规律有改变，应在短期内停止性生活，以防止加重缺血而致心肌梗死复发。

（3）有心绞痛发作者，房事前可服硝酸甘油预防。

（4）有下列情况应暂缓性生活。一是房事后心慌，呼吸急促，心率显著加快；二是房事后或过程中感到胸痛；三是房事后失眠或第二天极度疲劳。另外，喝酒后3小时之内或气温过冷过热时，应避免房事。

四 正确用药知多少

1. 冠心病患者在什么时间服药效果好

冠心病患者除了在药物选择方面需严格遵守医生指导，在服药时间上也有讲究。

早晨醒来的时候，是人体缩血管物质如儿茶酚胺释放的高峰期，而此时冠状动脉的张力也最高，心脏需氧量增加，冠心病患者往往在这个时候容易发生心肌缺血和室性心律失常，因此这段时间为冠心病发病的"清晨峰"。此外，在上午6时至9时，又是促进血凝的物质如血小板的黏聚力最强的时候，而这段时间人体抗凝物质如纤维蛋白溶酶原的活性恰恰最低，故清晨是冠心病最危险的时辰，容易发生心绞痛、心肌梗死或猝死。

因此，冠心病患者的用药最好在早上一醒过来就尽早使用硝酸酯类制剂，如消心痛、单硝酸异山梨酯或硝酸甘油等。睡前服用抗血小板聚集药，如小剂量阿司匹林最为理想，因在次日上午仍可存在抗凝作用，这对预防夜间发生脑血栓形成、清晨发生心肌梗死都有重要意义。

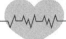

2. 使用急救盒时应注意什么

心脏病患者因为可能突发心绞痛、心肌梗死危及生命，故应随身携带一个急救盒（药房可购买）。一旦急需，可立即应用，常能扭转和改善病情，使之转危为安，化险为夷。那么，急救盒里一般装什么药？又怎么用呢？

为了携带方便，急救盒体积通常较小（可放在上衣口袋内），盒内所备药品"少而精"（通常装在小玻璃管内），都是急需和救命的。

目前一般选以下五种药品：硝酸甘油片、长效硝酸甘油片、速效救心丸、亚硝酸异戊酯和艾司他唑仑（舒乐安定）。

这五种药物的作用分别是：

硝酸甘油片：可扩张冠状动脉，改善心肌缺血状态，从而缓解心绞痛。

长效硝酸甘油片：作用与硝酸甘油片相似，但缓慢而持久。

速效救心丸：增加冠脉血流量，缓解心绞痛。用于冠心病胸闷、憋气、心前区疼痛。

亚硝酸异戊酯：作用与硝酸甘油片相似，但作用更快，主要用于心绞痛急性发作。

艾司他唑仑：有镇静作用，适用于焦虑、紧张、恐惧和失眠。

如突发心绞痛，应立即舌下含服硝酸甘油片1片；如心绞痛十分剧烈，且伴恐惧、紧张和烦躁，应使用亚硝酸异戊酯吸入（将盛药的玻璃管裹在手帕内拍破，药液外溢立即鼻闻吸入）和口服艾司他唑仑1～2片；如仅有胸闷、憋气或轻度心绞痛，可用速效救心丸10～15粒；如外出时间较长，为预防心绞痛发生，可服长效硝酸甘油片，每服1～3片，可维持4～6小时，可根据情况酌情服用。

此外，使用急救盒时应注意以下事项：

（1）服用硝酸甘油片时，要坐在沙发或靠背椅上，直立服药可能产生晕厥而跌倒；心绞痛发作频繁者，大便前含服一次可预防发作；硝酸甘油片和速效救心丸一定要含服。

（2）定期检查急救盒中的药品是否过期或短缺，如过期或短缺，应及时更换或补充。

（3）如有新的更好的能控制心绞痛发作的药物，可在医生指导下及时更换急救盒内的药物。

3. 心绞痛的发生有一定时间规律时应如何应对

有的冠心病患者心绞痛发生时间有一定的规律可循，那么，这类患者应在心绞痛即将发生之际及时采取以下应对措施，避免出现意外：

避免心绞痛的诱发因素。有的患者在早晨上班途中容易发生心绞痛，可以站立片刻等症状好转后继续行走；有的患者有早晨锻炼的习惯，吃过早餐就去活动，在活动时往往发生心绞痛，宜将早餐与晨起锻炼的时间隔开1~2小时。这些都属于劳力型心绞痛，要注意安排体力活动的量，宜分段进行，要劳逸结合，注意休息。

要合理用药。对于有一定发作规律的心绞痛患者，宜将服药时间加以调整，使药物达到血药浓度峰值水平的时间与发作的时间相近。有时需要增加服药次数，提高血中药物浓度并延长药物起作用的时间，还可以选用长效或缓解型药物。在此基础上于心绞痛定时发作前1~2小时加服一次短效剂型的药物。有时单一药物难以达到疗效时，需要2~3种药物联合应用，方可控制心绞痛的发作。

4. 夜间心绞痛应如何预防

心绞痛患者有时易在夜间发作心绞痛，这是因为夜间睡眠时，支配心跳变慢的迷走神经兴奋，心率变慢，血流迟缓，冠状动脉供血减少；加之睡眠中可能做噩梦，使精神紧张，心率突然加速，心肌耗氧量增加；睡眠时静脉血回流增多导致心脏负荷加重；夜间不饮水使血液更加黏稠等。为了预防心绞痛夜间发作，应注意以下几点：

（1）睡前避免看有刺激性或凶险情节的小说或电视，以减少做噩梦的概率。

（2）睡前莫忘服2片（每片50毫克）肠溶阿司匹林。

（3）睡前最好喝一杯热牛奶，这样不仅能补充晚餐的营养不足，还可稀释血液黏稠度辅助睡眠。

（4）睡前可做半小时的轻松锻炼，如散步、做操等，使身体稍感疲劳，能促进和帮助睡眠。

（5）即使在寒冷的冬季，夜间睡眠时也不要将窗户完全关死，要留一些缝隙，使卧室内空气流通，保证有充足的氧气供应。

（6）睡眠时最好头部略高于脚部，以减少静脉血回流量，减轻心脏负担。

（7）实在睡不着时，可起床活动一下，千万不要烦躁。烦躁生气会使心率加快，诱发心绞痛。

（8）晚餐不要吃得过晚过饱，特别是不要吃后就睡。因为晚餐过晚过饱或吃后就睡，血液集中在消化道，使其他部位（特别是冠状动脉）的血液相对减少。

5. 使用硝酸甘油要注意什么

硝酸甘油是防止冠心病心绞痛发作的重要药物，它的使用需要注意以下事项：

（1）不可反复开盖：硝酸甘油是一种亚硝酸盐，过热、见光都极易分解失效，应放在棕色玻璃瓶内，旋紧盖密闭保存。硝酸甘油可放在15℃～30℃的室温下，也可以保存在冰箱中。患者携带硝酸甘油时，切勿放在贴身的衣服兜里，以免受体温影响降低药效。

硝酸甘油的有效期一般为1年，如果患者每天反复开盖取药，药物受温度、湿度和光线影响，可使有效期缩短至仅有3～6个月。因此，每次取硝酸甘油时，应快开、快盖，用后盖紧，随身携带的硝酸甘油更要及时更换。

（2）可提前半小时服硝酸甘油：硝酸甘油可以作为预防性使用。冠心病患者在预知肯定会用力或参加大活动前，可先含硝酸甘油，以避免心绞痛发作。例如，在餐后、大便时，患者很容易出现心绞痛，可在进餐时和大便前先口含硝酸甘油以预防发作。

（3）必须将硝酸甘油含于舌下：舌下含化硝酸甘油为缓解心绞痛的最佳给药途径。心绞痛急性发作时，患者应立即将硝酸甘油含于舌下。硝酸甘油稍带甜味并有刺激性，含在舌下有烧灼感，这也是药物有效的标志之一。硝酸甘油不能吞服，这是因为吞服的硝酸甘油在吸收过程中必须通过肝脏，在肝脏中绝大部分的硝酸甘油被灭活，使药效大大降低。

（4）可将药物嚼碎后含于舌下：倘若将药物迅速嚼碎后含于舌下，药物的吸收会更快，作用也更迅速。在心绞痛发作时，应立即舌下含化硝酸甘油一片，如不见效，隔5分钟再含化一片，可以连续应用3次。需要注意的是：一般不超过3次，若15分钟后仍无明显效果，应立即将患者送往医院救治。

（5）用硝酸甘油需防低血压：舌下含化硝酸甘油应采取坐位，最好是靠坐在沙发、藤椅或其他宽大的椅子上。不主张躺着、站着含药，这是因为硝酸甘油具有扩张血管的作用，平卧位时会因回心血量增加而加重心脏负担，影响疗效。站位时由于心脑供血不足易出现晕厥。

6. 什么是科学的舌下含药方法

冠心病患者都知道，当心绞痛发作时，可采取舌下含药的方法来缓解心绞痛，可有些患者用药后，效果不明显，这往往是含服方法不当所致。

许多人将药片含在口腔中，并不知将药置于舌下，有些人甚至将药片放在舌上面，殊不知，舌表面有舌苔和角化层，很难吸收药物。正确的舌下含药法是将药片嚼碎后置于舌的下方。口腔干燥时，可饮少许水，以利药物的吸收。因此，心绞痛发作时，要采取舌下含药而不是舌上面含药。

冠心病患者使用的舌下含服药能扩张心脏冠状动脉，同时也能扩张身体周围的动脉。患者在采用舌下含药法时，最宜采取半卧位。因为半卧位时，可使回心血量减少，减轻心脏负担，使心肌供氧量相对满足自身需要，从而缓解心绞痛。如果患者平卧位，会使回心血量增加，心肌耗氧量也增加，从而使药物作用减弱，起不到良好的止痛作用。另外，患者不宜在站立时舌下含药，否则会因血管扩张，血压降低，导致脑血管供血不足而发生意外。

7. 如何预防硝酸甘油的副作用

广大冠心病患者在服用硝酸甘油时可能会出现一些副作用，这其实是服用药物正常的反应，不必太过担心，但是需要引起我们的注意，以下介绍几种预防硝酸甘油副作用的措施：

（1）出现头晕、头痛等副作用时，可将一次剂量的药分成几次服用。通常从小剂量开始，逐渐加量可使以上副作用减少或消失。

（2）出现低氧血症时，应在用药过程中采取持续低流量吸氧，并掌握好给药的剂量。

（3）当出现血压明显降低，收缩压<90mmHg；心率明显加快，心率>110次/分钟；或发生心动过缓，心率≤50次/分钟，这时应立即停止用药。同时要密切观察血压、脉搏、呼吸的变化。

（4）当服用硝酸甘油出现耐受情况时，应避免相同剂量长时间静脉滴注硝酸甘油，同时应进行血流动力学检测。

8. 冠心病患者应该怎样保存硝酸甘油

硝酸甘油片可以说是冠心病患者的救命药，这种药价格便宜，服用方便。发病时及时含一片于舌下，两分钟内即可缓解症状。但是，硝酸甘油片剂效价下降非常快，要非常注意保存方法。

硝酸甘油需要"避光、密封，在阴凉处（不超过20℃）保存"，可以放在冰箱冷藏室，或者置屋内遮光、阴凉处。如果硝酸甘油在急救时失去了药效，无疑是很危险的事情。

很多人因为硝酸甘油价格低廉，所以喜欢多买些放在家里存着以备急用。一般硝酸甘油的有效使用周期为3~6个月，超过这一时间就容易失效，因此一定要及早更换即将过期的药品。还有不少患者为了使用时方便，喜欢把硝酸甘油放在胸前的口袋里随身携带，但是硝酸甘油的一大特点就是遇热挥发，每天都把急救药放在胸口加温，时间一久，药效就自然消失了。

硝酸甘油应放在随身手提包等便于患者随时取用且又阴凉透气的地方。有些患者习惯把硝酸甘油放在窗台前，这样急救药也会失去药效，因为硝酸甘油还有怕光的特点，所以应把它装在避光的瓶子里，放在阴凉干燥处。

当硝酸甘油片舌下含服时，发现无麻刺烧灼感或头涨感即表明药品已经失效，应立即找新药服用，或者拨打"120"急救电话寻求帮助。

9. 硝酸酯类药物宜长期服用吗

人们常把硝酸甘油称为冠心病病人的"救命药"，这是因为硝酸甘油可扩张冠状动脉，缓解心肌缺血，减轻心脏负担，对冠心病患者心绞痛发作具有急救作用。但需要特别引起重视的是，长期持续用药可出现耐药性。

硝酸酯类耐药是指连续用药48～72小时后，其抗心肌缺血及扩血管效应降低或消失。因此多数患者采用的是间歇用药方案，这样可以避免耐药性的发生。但是，在用药的间歇期，因硝酸酯类药物浓度降到最低水平，患者会反跳性出现心肌缺血加重的症状，被称为"反跳现象"。又因为患者多在白天用药，夜晚是用药的间歇期间，零点左右容易出现反跳现象，故又把这种现象称为"零时效应"。这是一种十分危险的现象。

因此，经常服用硝酸酯类药物的患者，必须防止"零时效应"的发生。

为避免"零时效应"的发生，可按照小时给药，以延长短效药物作用时间。比如，消心痛可每隔8小时吃1次；如果是一天服用4次药物，服药间隔应为6小时。长期服用消心痛等硝酸酯类药的患者，应尽量选用长效的控释、缓释制剂。因长效药物通常只需每日给药1~2次，可使血药浓度在24小时内保持稳定，能够避免因血药浓度起伏过大而出现有效血药浓度的忽高忽低的现象。

10. 在急救时如何正确使用安定

安定可用于心绞痛发作时配合硝酸甘油服用。安定具有镇静、催眠、抗焦虑、抗惊厥及松弛肌肉等功效。

心绞痛发作常会给患者造成恐慌的心理，致使患者表现出精神紧张、惊慌、焦虑不安等不良情绪，从而给救治心绞痛设置了障碍。

因此，患者可在服用硝酸甘油后，再口服1片安定，以起到稳定情绪的作用，以便更好地进行心绞痛的及时救治。

值得特别提醒的是，安定"家族"药物都有一个共同的副作用，那就是长期服用可发生依赖性和成瘾，所以安定的用药原则是：最小有效剂量，间断用药（每周2～4次），短期用药（不超过3～4周），逐渐停药。

以下为服用安定的一些注意事项：

（1）本类药物，尤其是作用时间较长的安定，用后常有延续效应，出现头晕、困倦、精神不振、思睡等。因此，服药的患者，不可驾驶车辆和操纵机器，以免发生事故。

（2）其他中枢抑制药物，如抗组织胺药、镇痛药以及乙醇等，与本类药物合用时，能增强对中枢的抑制作用，特别是与乙醇同用时，对中

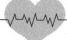

枢系统有协同抑制作用，可出现严重的后果。

（3）对儿童使用安眠药是很不适当的；对于老年病人，则应慎重使用，因为用药之后可能会出现意识模糊。

（4）肝肾功能减退者慎用，肝功能严重障碍者禁用。

（5）哺乳期妇女及孕妇忌用，尤其是妊娠开始3个月及分娩前。

11. 服用心得安可以突然停药吗

心得安是普萘洛尔的俗称，属β–受体阻滞剂，是一种抗心律失常药，可减慢心律，降低血压，减弱心肌收缩力而降低心肌耗氧量，并使冠状动脉血流重新分布，增加缺血区心内膜下的血流量，有利于缺血区供血的改善，且具有血小板解聚作用，而血小板聚集在动脉硬化和冠状动脉痉挛的发生中均起到重要作用。

所以，心得安是治疗心绞痛的一种常用药物，物美价廉。治疗心绞痛时，常与硝酸酯合用，可增加疗效，并且相互抵消不良反应。

但是，心绞痛或局部缺血性心脏病患者，在应用心得安的过程中，突然停药，可引起心绞痛严重发作、室性心动过速、严重心肌梗死或突然死亡。

因此，服用心得安期间若想停药，应在2周内逐渐减量，最后才能停药。

12. 服用心痛定有哪些注意事项

心痛定是一种有效的钙离子通道拮抗剂，对冠心病的防治具有积极功效。但在服用时需要注意以下几点：

（1）低血压。绝大多数患者服用心痛定后仅有轻度低血压反应，个别患者出现严重的低血压症状。这种反应常发生在剂量调整期或加量时，特别是合用β-受体阻滞剂时。在此期间需监测血压，尤其是合用其他降压药时。

（2）心绞痛和/或心肌梗死。极少数患者，特别是严重冠脉狭窄患者，在服用心痛定或加量期间，降压后出现反射性交感神经兴奋而心率加快，心绞痛或心肌梗死的发生率增加。

（3）外周水肿。10%的患者发生轻中度外周水肿，与动脉扩张有关。水肿多初发于下肢末端，可用利尿剂治疗。对于伴充血性心力衰竭的患者，需分辨水肿是否由于左室功能进一步恶化所致。

（4）肝肾功能不全。正在服用β-受体阻滞剂者应慎用，宜从小剂量开始，以防诱发或加重低血压，增加心绞痛、心力衰竭，甚至心肌梗死的发生率。慢性肾衰患者应用本品时偶有可逆性血尿素氮和肌酐升高。

（5）长期给药不宜骤停，以避免发生停药综合征而出现反跳现象。

13. 哪些中成药适宜于冠心病的急救

冠心苏合丸

古方苏合香丸经改制而成的复方丸剂，内含朱砂、苏合香油、冰片、制乳香、檀香、青木香等成分。具有芳香开窍，理气止痛的功效。每次1粒，每日3次，必要时加服1粒。服药后5～30分钟起作用，持续2～3小时。

苏合香丸

有芳香开窍、温化痰浊、行气止痛功效，内含苏合香、麝香、冰片、香附、檀香、丁香、沉香、木香、乳香、朱砂、诃子肉、犀角等成分。服后半小时起作用，止痛效果明显。口服蜜丸每次1粒，每日1～2次。

丹参片及丹参注射液

丹参有活血化瘀、养心除烦、镇静安神的功效。能扩张冠状动脉和增加冠脉血流的作用。丹参片1～2片/次，每日3次；丹参注射液肌注每次2～4毫升，每日2次。静注每日1次，每次4毫升，用5%葡萄糖注射液20毫升稀释；静滴每日1次，每次8～10毫升，用5%葡萄糖注射液500毫升稀释，10～14天为一个疗程。

地奥心血康

有降低血压、减轻心脏负荷、减少心肌耗氧量、增加冠状动脉血流量并对缺血心肌具有保护作用，主要用于预防和治疗心绞痛、心肌缺血、高血压、血脂异常等。每次100～200毫克（1～2片），每日3次。

速效救心丸

可使冠状动脉的血流量增加，缓解心前区疼痛及胸闷、憋气，且对抗心绞痛急性发作奏效迅速，可长期服用。

14. 心肌梗死后是否应该长期服用药物

心肌梗死后治疗重点是预防再次心血管事件，延缓心衰出现和发展，应该坚持服用的药物包括：

（1）抗血小板药物：如阿司匹林肠溶片。

（2）他汀类降脂药（如立普妥、舒降之等，维持血脂LDL-C在2.1以下）。

（3）β-受体阻滞剂：如倍他乐克（调整剂量应以心率为准，晨起心率在60～65次/分钟比较合适）。

（4）血管紧张素转换酶抑制剂：如蒙诺、雅施达。

（5）血管紧张素受体拮抗剂：如美卡素、安博维、代文、科素亚。

以上药物如无特殊禁忌证都应该长期服用，当然，结合个人具体情况可以有所调整。

15. 冠心病患者为什么要长期小剂量服用阿司匹林

冠心病主要是冠状动脉狭窄和冠状动脉内血栓形成堵塞血管，而阿司匹林可以有效抑制血栓形成。研究已经证实小剂量阿司匹林能够改善冠心病患者的预后，如果没有禁忌证，一般建议终身小剂量服用（肠溶阿司匹林片100毫克，睡前服用）。如果对阿司匹林过敏或出现明显的胃肠道不良反应，可以用其他抗血小板药物替代。

当然，长期服用阿司匹林有一定的适应证。对此，国内外的共识是：10年内患冠心病的风险在6%～10%以上的人群可以从中获益，具体说是符合下列条件者：

（1）女性，大于50岁伴两项危险因素者，或大于60岁伴一项危险因素者。

（2）男性，大于40岁伴两项危险因素者，或大于50岁伴一项危险因素者。

这里所说的危险因素，包括糖尿病、吸烟、肥胖、高血压、血脂异常和冠心病家族史。以上人群每天服用阿司匹林75～150毫克，预防心脑血管疾病的效果最好。

16. 如何应对阿司匹林的副作用

阿司匹林在心脑血管疾病的一级和二级预防中，都起着很重要的作用。但是长期服用阿司匹林有很多副作用，这是患者不能坚持服用的原因之一，如何才能避免或减轻这些副作用呢？

（1）用药前需要充分评估抗血栓和出血的获益/风险比。

阿司匹林的疗效取决于血栓危险和出血危险二者之间的评估，对于血管闭塞低危患者（＜1%/年），收益与出血并发症相抵消。相反，对于心血管或脑血管并发症高危的患者（＞3%/年），收益明显大于风险。因此，只在10年冠心病风险≥10%并且没有禁忌证的人群才考虑选用阿司匹林进行一级或二级预防长期应用。

（2）选用精确肠溶制剂并在必要时加服胃黏膜保护剂或H_2受体拮抗剂。避免空腹服用阿司匹林，应当在餐后服用以减少胃肠刺激。

普通片阿司匹林口服后被近端胃肠道酸性肠液快速吸收，并在15～20分钟内达到其血浆峰值水平；而精确肠溶片只能在碱性肠液

（pH6～pH7）中释放并缓慢吸收，使血浆峰值水平时间延迟到60分钟以上。因此可以减轻胃、十二指肠的刺激症状达60%以上。对于有溃疡出血史的高危患者，阿司匹林与胃黏膜保护剂（如埃索美拉唑或麦滋林等）和H_2受体拮抗剂（如雷尼替丁）合用时，可以明显减少胃肠刺激症状与出血副作用，并且不影响疗效。

（3）注意避免同服药物间的相互作用。

阿司匹林与其他水杨酸类药物、双香豆素类抗凝血药、磺脲类降糖药、巴比妥类、苯妥英钠、甲氨蝶呤等合用时，可增强它们的作用。糖皮质激素可刺激胃酸分泌，降低胃及十二指肠黏膜对胃酸的抵抗力，若与阿司匹林合用可能使胃肠出血加剧。阿司匹林与碱性药（如碳酸氢钠）合用可促进排泄而降低疗效，与传统的非类固醇类抗炎药（如布洛芬）合用可使血浓度明显降低。

17. 发生心肌梗死后，营养心肌的药物是否该用

心肌保护和营养类药物是临床中用途较广的一类心血管药物，这一药物具有改善心脏和全身血流动力学作用。从增加心肌组织能量供给、减少心肌能耗的理论出发，心肌保护和营养类药物能达到营养心肌、保护心肌、降低心肌氧耗、优化能量代谢的作用。而且，此类药物使用安全、副作用小。维生素C、肌苷片、黄芪颗粒、辅酶Q10、果糖二磷酸钠等，这些都属于常见的营养心肌的药物。

心肌梗死后，营养心肌的药物可以挽救那些受损的心肌细胞，为那些濒临死亡的心肌细胞提供能量，改善心肌细胞的代谢，有利于防止梗死面积的进一步扩大，同时还可以加快愈合作用，促进心肌细胞的再生。

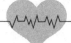

但是，营养心肌的药物往往不能达到扩管、溶栓的作用，而只能作为心肌梗死的辅助药物使用。因此，心肌梗死后应在积极治疗的同时辅助应用营养心肌的药物。

18. 冠心病患者为什么要慎服止泻药

生活中腹泻比较常见，大多数腹泻患者都会吃点止泻药应付，但是并非人人都适合用这一方式来止泻，以冠心病患者为例，这些普通的止泻药却有可能给身体带来更大伤害。

冠心病由于存在冠状动脉血管狭窄，常常可由感染、劳累、紧张、大便用力等因素诱发急性心肌梗死。

腹泻也是人体的一种保护性反应，有利于机体排出细菌及毒素，轻度的腹泻并不需要特别服药治疗，一般症状不会超过48小时。不适当地服用止泻药，会导致细菌、毒素滞留体内，使人体对细菌、毒素的吸收增加。

对冠心病患者来说，使用止泻药可能会加重感染，诱发心绞痛甚至急性心肌梗死，严重者可导致感染中毒性休克甚至死亡。

另外，急性下壁心肌梗死常表现为上腹痛，有时也伴有呕吐、腹泻，常使人误以为是急性胃肠炎，而仅服止泻药物势必会延误病情，失去最佳抢救机会。

由此可见，冠心病患者一定要慎服止泻药。